高齢者の転倒予防

足趾把持力に関する研究

京都橘大学健康科学部教授
村 田 伸
Murata Shin

学術研究出版

はじめに

　足趾・足底機能の重要性は、古くから認識されていました。例えば、鎌倉時代に草履とわらじからつくり出された足半（あしなか）は、足趾が地面に付くので踏んばりが利き、滑りやすい合戦場で威力を発揮したと言われます。この足半は、大きさが足裏のなかばほどしかないので「あしなか」と呼ばれ、滑り止めとして鎌倉時代や室町時代の武士階級が軍陣や戦場でよく履いていました。

　現代では、健康なヒトが普段の生活のなかで自身の足趾を意識することは少ないと思います。立っている時や歩行時にも、足趾の動きを意識することはほとんどないでしょう。ただし、濡れた路面や凍結した道路など、滑りやすい場所では自然に足趾に力が入ってしまうことを経験したことはないでしょうか。私は登山を趣味にしていますが、雪山での経験から、滑りやすかったり不安定な場所では、自然に足趾に力が入ることを経験しました。

　現在、我が国では高齢者人口の飛躍的な増加にともない、加齢に由来するさまざまな問題（病気の増加、これに伴う医療費の高騰，介護負担，高齢者の生きがい問題など）の解決が社会的な課題として求められています。なかでも、高齢者の要介護状態や寝たきりを引き起こす主な原因の一つが骨折であり、その骨折の多くが転倒によって生じています。立位姿勢が不安定な高齢者では、屋内や整備された道路での歩行が濡れた路面や凍結した道路での健常人と同じような状態であるにも関わらず、足趾に力が入らずにバランスを崩してしまうのではと推察しました。すなわち、高齢者がつまずいても転倒しないだけの支持脚機能には、足趾・足底機能、足趾把持力が重要だと考えました。

　本書は高齢者の転倒予防、とくに足趾把持力に注目して行った実験および調査研究を紹介しています。本文全体は 10 章からなっており、その中心は、2002 年に「理学療法科学」に掲載された「足趾把持力測定の試み－測定器の作成と測定値の再現性の検討」から、2018 年に「総合リハビリテーション」に掲載された「浮き趾に対する足趾把持機能向上インソールの介入効果」まで、著者らが行った 16 年間にわたる 20 の研究で構成されています。その研究の多くは、医療福祉専門学校緑生館、佐賀医科大学（現　佐賀大学医学部）、第一福祉大学、久留米大学、姫路獨協大学、西九州大学、京都橘大学で取り組んだ研究です。また、アシックス商事株式会社との共同研究も含まれています。なお、本書の出版にあたり、各学術誌に掲載された論文に加筆・修正を行っていますが、掲載論文の著者名や雑誌名は各研究の末尾に記載しています。

本書に掲載した研究は、科学研究費補助金：基盤研究 B（課題番号 19390573、課題番号 00389503、課題番号 16H05602）・萌芽研究（課題番号 17659720）・挑戦的萌芽研究（課題番号 25671005）、京都橘大学総合研究センター公募型研究助成、アシックス商事株式会社共同研究費などからの助成を受けて行いましたが、利益相反に該当するような事項はございません。

　最後に、本研究を進めるにあたり、研究計画の立案やデータ収集、結果の分析と解釈、論文作成をともに行った共同研究者の先生方に心より感謝いたします。また、調査にご協力頂きました高齢者や患者の皆様、ならびに施設職員の皆様のご協力がなければ、本研究を完成することができませんでした。とくに、高齢者の方々には、笑顔で調査にご協力いただき、励ましのお言葉も多くの方々からいただきました。一人一人のお名前を書くことはできませんが、この場をお借りして感謝いたします。

　なお、本書は京都橘大学より学術出版助成を受けて出版されました。

2018 年 12 月

村田　伸

目次

第1章　序　論

第1節　本研究の背景 …………………………………………………………………… 2
　① 高齢者の転倒予防に関する従来の考え方　　2
　② 足趾・足底機能への関心　　3
　③ 足趾把持力の定義　　4

第2節　本研究の構成 …………………………………………………………………… 5

第2章　足趾把持力測定器の開発

第1節　握力計を用いた足趾把持力測定器の開発 …………………………………… 8
　① 対象と方法　　8
　　1. 対　象　　8
　　2. 測定器の構成と測定方法　　8
　　3. 重心動揺と走行速度の測定法　　10
　　4. 統計学的解析法　　10
　② 結　果　　11
　　1. 測定値の再現性および性差　　11
　　2. 足趾把持力と重心動揺との関連　　11
　　3. 足趾把持力と走行速度との関連　　12
　③ 考　察　　12

第2節　ひずみゲージを用いた足趾把持力測定器の開発 …………………………14
　① 作成した測定器　　14
　② 計測データの紹介　　15
　　1. 対　象　　15
　　2. 測定方法　　15
　　3. 統計学的解析法　　17

4. 結　果　　17
③　考　察　　18

第3章　足趾把持力に影響を及ぼす要因

第1節　足趾把持力に影響を及ぼす因子と足趾把持力の予測 ···················22
　①　対象と方法　　22
　　1. 足趾把持力の測定法　　22
　　2. 下肢筋力の測定法　　23
　　3. 足趾および足部形態の測定法　　23
　　4. 足趾柔軟性の測定法　　24
　　5. 統計学的解析法　　25
　②　結　果　　26
　　1. 足趾把持力と他の身体計測値との関連　　26
　　2. 足趾把持力に影響を及ぼす因子の抽出と足趾把持力の予測　　27
　　3. 足趾把持力の予測式の妥当性　　27
　③　考　察　　28

第2節　足趾柔軟性の再現性と妥当性に関する研究
　　　　－健常成人と虚弱高齢者における検討－ ································30
　①　対象と方法　　31
　　1. 足趾柔軟性の測定法　　31
　　2. 足関節背屈角度と体幹柔軟性の測定法　　32
　　3. 統計学的解析法　　33
　②　結　果　　33
　　1. 測定値の性差　　33
　　2. 足趾柔軟性測定値の再現性　　34
　　3. 足趾柔軟性の妥当性（足関節背屈角度および体幹柔軟性との関連）　　34
　　4. 健常成人と虚弱高齢者の測定値の比較　　35
　③　考　察　　35

第4章　高齢者の足趾把持力

第1節　健常成人と高齢者における足趾把持機能の比較 ·························40

１ 対　象　40
② 測定方法　41
③ 統計学的解析法　41
④ 結　果　42
　　1. 測定値の左右差　42
　　2. 健常成人と高齢者の比較　43
⑤ 考　察　43

第2節　地域在住高齢者の足趾把持力に関する研究―性差および年代別の比較―…45
① 対　象　45
② 測定方法　46
③ 統計学的解析法　47
④ 結　果　48
　　1. 測定値の性差　48
　　2. 測定値の年代別比較　48
⑤ 考　察　51

第5章　足趾把持力と立位バランスとの関連

第1節　開眼片足立ち位での重心動揺と足部機能との関連
　　　　－健常女性を対象とした検討－ ……………………………………54
① 対　象　54
② 測定方法　55
　　1. 片足立ちによる重心動揺の測定法　55
　　2. 下肢筋力の測定法　55
　　3. 足趾把持力の測定法　56
　　4. 足底感覚（二点識別覚）の測定法　56
　　5. 統計学的解析法　56
③ 結　果　57
　　1. 片足立ち位での重心動揺と各身体計測値との関連　57
　　2. 片足立ち位での重心動揺に影響を及ぼす因子の抽出　58
④ 考　察　58

第2節　地域在住女性高齢者の開眼片足立ち保持時間と足趾把持力との関連…61

① 対　象　61
　　② 測定方法　62
　　　　1. 片足立ち保持時間の測定法　　62
　　　　2. 上下肢筋力の測定法　　62
　　　　3. 足底感覚の測定法　　63
　　　　4. 柔軟性の測定法　　63
　　　　5. 注意機能の測定法　　64
　　　　6. 統計学的解析法　　64
　　③ 結　果　65
　　　　1. 開眼片足立ち保持時間と各測定値との関連　　65
　　　　2. 開眼片足立ち保持時間に影響を及ぼす因子の抽出　　66
　　④ 考　察　66

第3節　地域在住高齢者が開眼片足立ちで30秒間保持できることの意義　…69
　　① 対　象　69
　　② 測定方法　70
　　　　1. 身体機能評価　　70
　　　　2. 転倒経験とニアミス経験の聞き取り　　70
　　　　3. 統計学的解析法　　71
　　③ 結　果　71
　　　　1. 片足立ち30秒保持可能群と不可能群における測定値の比較　　71
　　　　2. 転倒およびニアミス経験の有無　　72
　　④ 考　察　72

第4節　地域在住女性高齢者の足趾把持力と胸椎後彎角との関係……………74
　　① 対　象　75
　　② 方　法　75
　　③ 統計学的解析法　79
　　④ 結　果　79
　　⑤ 考　察　81

第6章　高齢者の足趾把持力低下と転倒

第1節　虚弱高齢者の足趾把持力と転倒との関連………………………………84

1 対　象　85
2 方　法　86
　　1. 転倒歴調査　　86
　　2. 身体機能評価　　86
　　3. 統計学的解析法　　87
3 結　果　87
　　1. 身体ならびに精神機能　　87
　　2. 下肢筋力と立位動作能力との関連　　87
　　3. 転倒歴による群間比較　　88
　　4. 転倒歴の有無を目的変数としたロジスティック回帰分析の結果　　89
4 考　察　90

第2節　虚弱高齢者の転倒に影響を及ぼす身体および認知的要因
　　　　─過去1年間における転倒経験者と非経験者の比較─ ……………92
1 対　象　93
2 調査内容　94
　　1. 転倒歴調査　　94
　　2. 身体機能評価　　95
　　3. 注意力の評価　　96
3 統計学的解析法　97
4 結　果　98
　　1. 各測定項目間の相関　　98
　　2. 転倒歴群と非転倒歴群の比較　　98
5 考　察　100

第3節　虚弱高齢者の身体機能・認知機能と転倒発生要因に関する前向き研究 … 103
1 対　象　104
2 調査内容　105
　　1. 転倒歴調査　　106
　　2. 注意力の評価　　106
　　3. 身体機能評価　　106
　　4. 追跡調査　　107
　　5. 統計学的解析法　　107
3 結　果　108
　　1. 各測定項目間の相関分析　　108
　　2. 転倒経験群と非経験群の比較　　109

3. カテゴリー別（足趾把持力と注意力の低下の組み合わせ別）における転倒発生率　111
④　考　察　111

第7章　障害者の足趾把持力

第1節　変形性膝関節症高齢者と健常高齢者の足趾把持力の比較 ………… 116
①　対象と方法　116
　1. 対　象　116
　2. 測定方法　117
　3. 統計学的解析法　117
②　結　果　117
③　考　察　119

第2節　パーキンソン病患者における低速歩行と足趾把持力との関連 …… 120
①　対象と方法　121
　1. 対　象　121
　2. 測定方法　121
　3. 統計学的解析法　122
②　結　果　122
③　考　察　124

第8章　足趾把持力トレーニング

第1節　虚弱高齢者に対する足趾把持力トレーニングによる転倒予防対策 … 128
①　対　象　129
②　調査方法　131
　1. 転倒歴調査　131
　2. 身体機能評価　131
　3. 足趾把持力トレーニングの方法　132
　4. 統計学的解析法　133
③　結　果　134

1. 対象者の身体機能と転倒歴　　134
　　　2. 足趾把持力トレーニングが身体機能および動作能力に及ぼす影響　　134
　　　3. 足趾把持力トレーニングの転倒予防効果　　136
　④　考　察　　137

第2節　虚弱高齢者の足趾把持力の向上を目指したフットケアの効果
　　　―ランダム化比較試験による検討―　……………………………………　139
　①　対象と方法　　140
　　　1. 対　象　　140
　　　2. 身体機能評価　　142
　　　3. 介入方法　　144
　　　4. 統計学的解析法　　145
　②　結　果　　145
　③　考　察　　147

第9章　足趾把持機能を高めるシューズの開発

第1節　足趾把持機能を高めるインソール（靴の中敷き）の開発　…………　150
　①　対象と方法　　150
　　　1. 対　象　　150
　　　2. インソールの構造と機能　　151
　　　3. 重心動揺の測定方法　　153
　　　4. 統計学的解析法　　153
　②　結　果　　153
　　　1. 総軌跡長の比較　　153
　　　2. 外周面積の比較　　154
　③　考　察　　155

第2節　足趾把持機能向上インソールの介入効果　……………………………　157
　①　対象と方法　　158
　　　1. 対　象　　158
　　　2. 介入前後の測定方法　　158
　　　3. 介入の方法　　159
　　　4. 統計学的解析法　　160

② 結　果　160

　　③ 考　察　162

第3節　中高年女性の下肢のむくみに対する
　　　　足趾把持機能向上インソールの介入効果 ……………………………… 164

　　① 対象と方法　165

　　　1. 対　象　165

　　　2. 介入方法　165

　　　3. むくみの測定方法と測定手順　166

　　　4. 統計学的解析法　168

　　② 結　果　168

　　③ 考　察　170

第4節　下肢がむくみ難いパンプスの開発 ……………………………………… 172

　　① 対象と方法　173

　　　1. 対　象　173

　　　2. パンプスの構造　173

　　　3. むくみの測定方法　174

　　　4. 測定の手順　174

　　　5. 統計学的解析法　176

　　② 結　果　176

　　③ 考　察　177

第10章　総合考察

第1節　本研究結果のまとめ ………………………………………………… 180

第2節　足趾把持力測定器の開発と足趾把持力の重要性に関する総合考察… 185

第3節　足趾把持力を効果的に改善させる方法に関する総合考察 ………… 187

第4節　結　語 ………………………………………………………………… 189

　　文　献　191

第1章 序論

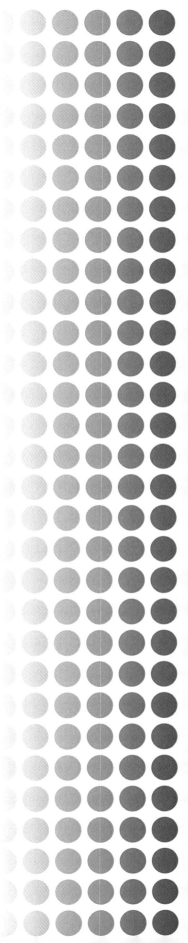

第1節　本研究の背景

① 高齢者の転倒予防に関する従来の考え方

　高齢者の転倒は、わずかな段差や電気コードなどに「つまずく」、「引っかかる」ことが直接的な原因となり発生することが多い（安村ら，1991；村田ら，1996）。このことから、下肢を振り上げる筋力（大腿四頭筋、大腰筋、前脛骨筋など）や関節可動域（とくに足関節背屈角度）が注目され、その能力の低下と転倒との関連について、繰り返し報告（Gehlsen ら，1990；Daubney ら，1999；望月ら，1994；Mecagni ら，2000）されてきた。

　また、これらの先行研究を踏まえて、従来からの転倒予防対策は、大腰筋（股の前面の筋肉）や前脛骨筋（脛の筋肉）の筋力強化や、足関節可動域改善のためのストレッチングに代表される下肢を振り上げる能力が過度に重視され、振り上げた足や身体を支えるもう一方の足（支持脚）の重要性が軽視されてきた。ヒトが平地を歩行する際の足底と地面との間はわずか 2cm 程度であり、高く下肢を振り上げる必要はない。より重要なのは、つまずいても転倒しないだけの片足で立つ能力だと考えられる。

　転倒の重要な発生要因の一つに立位姿勢保持能力の低下があげられる（Overstall ら，1977；Lord ら，1991；安村ら，1993；藤田，1995）。例えば、Overstall ら（1977）は、243 名の高齢者を対象とした研究から、立位での重心動揺と転倒との関連について報告し、安村ら（1993）と藤田（1995）は、同じく高齢者を対象とした研究から、片足立ち保持能力の低下が転倒の危険因子であることを見出している。さらに、立位姿勢保持能力は、高齢期に最も低下を来す機能の一つとして知られている（池上，1999）。

　これらのことから、高齢者に対する転倒予防対策として、立位姿勢保持能力の改善を目指した取り組みが行われている。高齢者における立位姿勢保持能力の低下に対しては、運動を用いた介入方法により、能力の維持・改善を図る場合が多い。しかし、その効果の有無は研究者により異なる（Hornbrook ら，1994；Campbell ら，1997；Lord ら，1995；Means ら，1996）。例えば、Hornbrook ら（1994）や Campbell ら（1997）は、下肢の筋力強化運動やバランス練習により、高齢者の転倒予防に効果があったと報告しているが、Lord ら（1995）や Means ら（1996）は、転倒を回避させるだけの効果は認められなかったと指摘している。効果が認められたとする

Hornbrookら(1994)が行った運動介入は、健常な高齢者に対して、週4日の頻度で90分間の運動を行っているが、転倒の危険性が高いとされる障害のある高齢者、とくに虚弱な高齢者には90分間の運動を継続することは困難と思える。

② 足趾・足底機能への関心

そこで著者らは、振り上げた下肢や身体を支えるもう一方の足(支持脚)の重要性に注目した。二足歩行を行うヒトにとって、足底が唯一の接地面であることを考えると、足趾・足底が立位活動に果たす役割は大きいはずである。宇佐波ら(1994)は、15名の健常成人を対象に、タオルギャザー・ビー玉移動・足趾歩行トレーニングを週6日、4週間行わせた結果、膝と足関節の粗大筋力が向上し、垂直跳びや50m走といったパフォーマンスの向上が認められたと報告している。また井原(1996)は、地面を足でしっかりと掴む力を足握力と表現し、既製の握力計を用いて足握力測定器を開発している。さらに、この測定器を用いてタオルギャザーやビー玉移動などのトレーニング効果を検証している(井原, 1996)。

足趾・足底機能の重要性は、古くから認識されていたようである。例えば、鎌倉時代に草履とわらじからつくり出された足半(あしなか)は、足趾が地面に付くので踏んばりが利き、滑りやすい合戦場で威力を発揮したと言われる(図1-1)。この足半は、大きさが足裏のなかばほどしかないので「あしなか」と呼ばれ、滑り止めとして鎌倉時代や室町時代の武士階級が軍陣や戦場で用いていた。

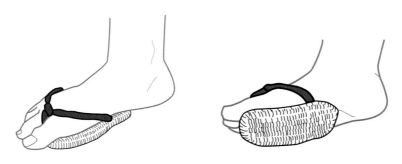

図1-1　足半(あしなか)

現代では、健康なヒトが普段の生活のなかで、自身の足趾を意識することは少ないであろう。立っている時や歩行時にも、足趾の動きを意識することはほとんどない。ただし、濡れた路面や凍結した道路など、滑りやすい場所では自然に足趾に力

が入ってしまうことを経験したことはないだろうか。著者は、図 1-2 に示すような雪山での経験から、滑りやすかったり不安定な場所では、足趾に力が入ることを経験した。立位姿勢が不安定な高齢者は、屋内や整備された道路での歩行が濡れた路面や凍結した道路での健常人と同じような状態であるにも関わらず、足趾に力が入らずバランスを崩してしまうのではと考えた。すなわち、高齢者がつまずいても転倒しないだけの支持脚機能には、足趾・足底機能、足趾把持力が重要と考えた。

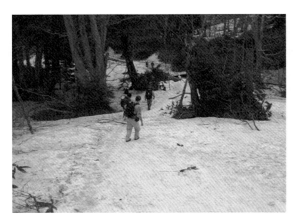

図 1-2　滑りやすい凍結した登山道

③　足趾把持力の定義

本研究では、地面を足趾と足底でしっかりと掴む力を足趾把持力として操作的に定義した。すなわち、足趾把持力とは「地面を足趾・足底で掴む力であり、短母趾屈筋、長母趾屈筋、虫様筋、短趾屈筋、長趾屈筋などの作用により起こる複合運動の力」と定義した。

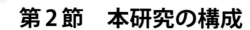

第2節　本研究の構成

　ここまでの序論では、本研究の背景となる高齢者の転倒予防に関する従来の考え方や、足趾把持力に注目した本研究の着想理由について論じた。本研究は、2002年に「理学療法科学」に掲載された「足趾把持力測定の試み－測定器の作成と測定値の再現性の検討」から、2018年に「総合リハビリテーション」に掲載された「浮き趾に対する足趾把持機能向上インソールの介入効果」まで、16年間にわたる20の研究が基となり、以下に示す構成で展開される。

　第2章では、足趾・足底機能を足趾把持力として客観的に評価するために、まず既製の握力計を用いた足趾把持力測定器を試作し、測定値の再現性および重心動揺や走行速度との関係から測定値の妥当性について検討する。さらに、試作器の問題点を解決するとともに、足趾把持力の最大値到達時間も計測できる「ひずみゲージを用いた足趾把持力測定器」の開発に関する研究を紹介する。

　第3章では、足趾把持力の特性を知るために、身長や体重、下肢筋力、足趾や足部の形態および柔軟性のそれぞれの因子と足趾把持力実測値との関連を検討し、抽出された関連因子によって、足趾把持力の予測が可能か否かを検討する。さらに、足趾の柔軟性を「短母趾屈筋、長母趾屈筋、虫様筋、短趾屈筋、長趾屈筋の作用により起こる足の指節間関節、中足指節関節、足根中足関節などの総合的屈曲運動可動範囲」と定義し、その測定方法の再現性と妥当性を検証する。

　第4章では、足趾把持力測定の必要性が高いと考えられる「高齢者の足趾把持力」について、健常成人との比較、ならびに性差や年代差について検討する。

　第5章では、足趾把持力と立位バランスとの関連を明らかにするため、まず健常成人女性を対象に、片足立ち位での重心動揺と足趾把持力との関連を検討する。その後、女性高齢者を対象に片足立ち保持時間と足趾把持力との関連を検証する。さらに、高齢者が片足立ち位を30秒間保持できることの意義について検討する。また、高齢者特有の脊椎後彎姿勢と足趾把持力との関係についても明らかにする。

　第6章では、高齢者の足趾把持力と転倒との関連について、転倒発生率の高い虚弱高齢者（本研究では要介護認定の要支援1・2および要介護1・2の認定を受けた65歳以上の高齢者とする）を対象に検討する。まず、足趾把持力を含めた身体機能について、過去1年間における転倒経験の有無別に比較する。その後、各種身体機能に加えて、知的機能や注意機能などの認知機能を含めて評価し、過去1年間の後ろ向き研究および1年間の前向き研究によって、足趾把持力の低下が転倒の危険因

子となり得るのか否かを明らかにする。

　第7章では、典型的な症状のある変形性膝関節症患者とパーキンソン病患者を対象に、足趾把持力測定や立位バランステストおよび歩行分析などを行い、疾患別における足趾把持力の特徴ならびに足趾把持力が彼らの立位動作に果たす役割について検討する。

　第8章では、足趾把持力を効果的にトレーニングする方法について検討するとともに、足趾把持力トレーニングの転倒予防効果について検証する。

　ただし、効果的なトレーニング法であっても継続して実施することは難しい。そこで第9章では、つま先部分を立体メッシュ構造と第1趾から第5趾の基節骨中央付近に凸形状の盛り上がり（足趾把持バー）を付けた「足趾把持機能を高めるシューズ（足趾把持シューズ）」を開発し、その効果を重心動揺計で測定した総軌跡長と外周面積から検証する。また、足趾把持シューズを履いて歩くことの効果について、若年女性の「浮き趾」と中高年女性の「下肢のむくみ」の改善度から検討する。さらに、足趾把持シューズの構造的特徴を女性の代表的な靴であるパンプスに応用し、「下肢がむくみ難いパンプスの開発」を目指す。

　第10章では、第2章から第9章までの結果を受けて、足趾把持力に関する研究の現状と課題、今後の展望について総合的考察を述べる。

第 2 章

足趾把持力測定器の開発

第1節　握力計を用いた足趾把持力測定器の開発

　ヒトが安定した立位での活動を行うためには、足趾の把持機能が重要になる。Brookhart ら（1984）は、足底のメカノレセプター（感覚受容器：位置・運動に関するセンサーの役割）からの情報が、姿勢調整機構の安定化に重要と述べており、井原（1996）は、足趾・足底でしっかりと地面を掴むことが、足底メカノレセプターからの情報に対して、的確に姿勢を制御するために重要と述べている。しかし、足趾・足底で地面を掴む力、すなわち足趾把持力を日常の臨床で測定できる適当な測定機器は見当たらなかった。

　そこで本研究では、足趾把持力測定器を試作し、測定値の再現性と重心動揺や走行速度との関連から測定値の妥当性を検討した。

①　対象と方法

1. 対　象

　被験対象者は、下肢に病的機能障害が認められない M 専門学校に在学中の学生 115 名（男性 55 名，女性 60 名）である。対象者の平均年齢は、男性が 22.1 ± 3.2 歳、女性が 21.2 ± 2.2 歳であった。なお、これら対象者には研究の目的と方法を十分に説明し、参加は自由意思とした。足趾把持力は、試作した測定器を用いて対象学生 115 名を測定し、重心動揺は対象者 115 名のうち、男性 18 名と女性 30 名を測定した。走行速度については、男性 30 名と女性 29 名を測定した。

2. 測定器の構成と測定方法

　測定器は、市販の竹井機器工業のデジタル握力計（5.0kg 以上、0.1kg 単位で表示）を用いて作成した。図 2-1 に示したごとく、握力計を木製の基礎板（70cm × 25cm）に固定し、直径 4mm のステンレス製鋼線を握力計の力点になる部分に取り付けて、足趾把持バーとした。足部は下腿前面を木製バーで固定し、後面は足関節の代償運動（とくに足関節内反や底屈）が生じないように、検者が踵部を固定するものとした。また、5.0kg 未満の筋力を測定する必要があるときには、アナログのスメドレー型握力計と交換することとした。

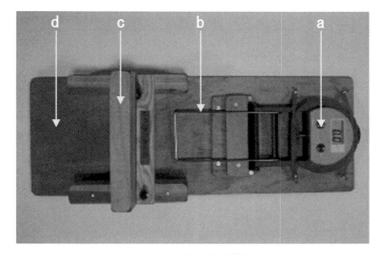

図2-1　足趾把持力測定器

a：竹井機器工業デジタル握力計（5.0kg以上、0.1kg単位で表示）
　（注）5.0kg未満の筋力は、アナログのスメドレー型握力計に交換して測定可能
b：足趾把持バー（直径4mm、ステンレス製）
c：下腿前面固定用バー（木製）
　（注）下腿後面は検者が徒手的に踵部を固定
d：基礎板（70×25cm、木製）

　測定時、被験者は端坐位をとり、十分な休息を入れながら3回測定した（図2-2）。測定は、5～6人を1つのグループとし、それぞれのグループ毎に1回目を測定し、全員が終了した後に、最初のグループから2回目の測定に移り、さらに同様の方法で3回目の測定を行った。

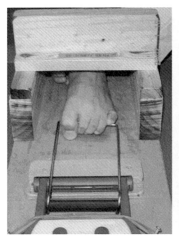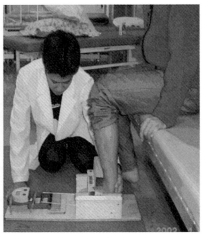

図2-2　足趾把持力の測定

a：被験者は坐位姿勢をとり、上肢で台をつかみ上体を固定する。
　　検者は踵部をしっかりと固定して測定を開始する。
b：全足趾の趾節間関節が可能な限り足趾把持バーにかかるよう
　　に調節し、把持バーをしっかりと把持して足趾把持力を測定する。

3. 重心動揺と走行速度の測定法

　重心動揺は、重心動揺計（Anima社製 Gravicorder GS-10C）を用いて測定した。被験者は、利き足での静止片脚立位として、上肢を体側に付け、2m前方の目の高さに設定した指標を注視させ、姿勢を保持するように指示した。測定時間は、検査肢位での姿勢保持直後の初期応答を除いた30秒間として、取り込み周期は20Hz、評価指標は外周面積とした。

　走行速度は、平地30mを全速力で走行してもらい、デジタルストップウォッチで所要時間を計測した。

4. 統計学的解析法

　足趾把持力値の再現性については、反復測定－分散分析および級内相関係数によって検討した。また、男女差は対応のないt-検定、足趾把持力と重心動揺および走行速度との関係は、ピアソンの相関係数を求めて検討した。

2　結　果

1. 測定値の再現性および性差

　健常者 115 名の足趾把持力測定値は、1 回目が 5.1 ～ 21.3kg で平均 10.4 ± 4.0kg、2 回目が 4.0 ～ 23.5kg で平均 10.4 ± 4.3kg、3 回目が 5.0 ～ 22.8kg で 10.5 ± 3.9kg であり、反復測定分散分析において群間に有意差は認められず、級内相関係数においても ICC：0.973 であり、高い再現性を示した。性別では、男性が平均 12.7 ± 3.6kg、女性が平均 8.3 ± 2.8kg であり、男女間に有意差（$p<0.001$）が認められた。

2. 足趾把持力と重心動揺との関連

　重心動揺が測定できた男性 18 名の外周面積の平均は 4.75 ± 1.06cm^2 であり、女性 30 名の外周面積の平均は 5.00 ± 1.67cm^2 であった。また、それぞれの足趾把持力値との関係は、男性が相関係数 r＝－0.36（$p<0.10$）、女性が相関係数 r＝－0.46（$p<0.05$）であり、女性では有意な負の相関が認められ、男性にも負の相関を示す傾向が認められた（図 2-3）。

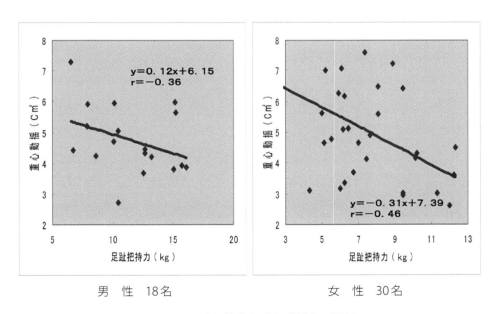

男　性　18名　　　　　　　　　　　　　女　性　30名

図 2-3　足趾把持力と重心動揺との関係

　男女とも負の相関を示したが、有意な相関を認めたのは女性のみであり（$p<0.05$）、男性では相関を示す傾向が認められた（$p<0.10$）。

3. 足趾把持力と走行速度との関連

走行速度は男性30名の平均が5.97 ± 0.43m/sec、女性29名の平均が4.78 ± 0.55m/secであった。また、それぞれの足趾把持力値との関係は、男性が相関係数r=0.44（p<0.05）、女性が相関係数r=0.54（p<0.01）であり、男女とも有意な正の相関が認められた（図2-4）。

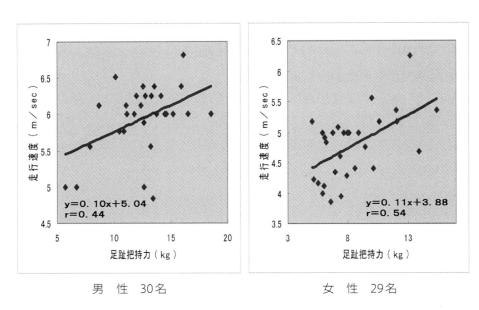

男　性　30名　　　　　　　　　女　性　29名

図2-4　足趾把持力と歩行速度との関係

男女とも有意な正の相関を示した（男性：p<0.05、女性：p<0.01）

3 考 察

二足歩行を行うヒトにとって、足底が唯一の接地面であることを考えても、足趾・足底が立位活動に果たす役割は非常に大きい。しかし、足趾・足底機能の客観的評価は、ハンドヘルドダイナモメーターを用いた足趾屈筋力の測定（橋本ら，2000）、三次元動作解析装置（曽根ら，1997）やフットプリント（林ら，2000）を用いた歩行分析などがあるが、足趾把持力としての総合性および測定法としての簡便性に欠ける。そこで、足趾把持力測定器を試作し、測定値の再現性および性差、立位バランスや走行速度との関連について検討した。

なお測定器は、5本の足趾が一定の大きさの物体を把持して握りしめることがで

きる力を kg で表せるよう考案した。すなわち、足趾が把持できるバーを既存の握力計に取り付け力点とし、足関節および下腿の代償運動の影響を受けないように、固定する方法を考えて作成した。

また、足趾で把持するバーは、種々試用してみて最も適合性の良かった直径 4mm のステンレス性の鋼線とし、これを握力計の力点になる部分に取り付けた。さらに、足関節および下腿の固定は、長趾屈筋や長母趾屈筋の筋腹を圧迫しないように、下腿前方を木製バーで固定し、後面は足関節の代償運動がないことを確認するために、検者が踵部を固定することにした。

試作した測定器による 115 名 3 回の測定値は、級内相関係数が 0.973 であり、級内相関係数による再現性の解釈(0.7 以上が普通、0.8 以上が良好、0.9 以上が優秀)(桑原ら, 1993；谷, 1997)に基づくと、試作器による測定値の再現性は優秀であった。ただし、被験者の使用感は概ね良好であったが、足趾把持バーについて、つかみ易いが強く力を入れると足趾が痛くなるとの意見もあり、足趾把持バーには改良の必要性が認められた。

足趾把持力と重心動揺との関連について、Gehlsen ら (1990) は高齢者の転倒歴群と非転倒歴群の立位バランスや筋力などを比較し、静的バランスと足筋力に関連のあることを報告している。また馬場ら (2000) も、足握力と動的バランスとの間には関係があることを報告している。今回の測定結果においては、女性のみではあったが足趾把持力と重心動揺との間に有意な負の相関を認め、足趾の把持力が姿勢を安定させるために作用していることを示唆した。しかし、男性群においては足趾把持力と重心動揺との間に有意な相関が認められなかった。このことについては、男性被験者が 18 名と少なかったことによる測定値の偏りと推察したが、今後の検討が必要である。

足趾把持力と走行速度との関係は、今回の成績によると男女とも有意な正の相関が認められた。これは、走行時の蹴り出し時に、足趾屈筋力が前進駆動力として重要な役割を果たしていることを示すものであり、宇佐波ら (1996) が、足趾屈筋群の筋力増強により 50m 全力疾走時間が有意に改善したと報告していることと一致した。

以上の結果から、今回作成した測定器は改良すべき点はあるものの、高齢者や下肢機能障害を有する症例の足趾・足底機能の客観的評価に使用できることが示唆された。

なお、本研究の内容は「村田 伸, 忽那龍雄：足把持力測定の試み－測定器の作成と測定値の再現性の検討. 理学療法科学 17 (4)：243-247, 2002」に掲載された論文に加筆・修正を加えたものである。

第2節 ひずみゲージを用いた 足趾把持力測定器の開発

　足趾・足底機能は、高齢者の転倒との関連からその重要性が報告（浅井ら，1989；Helfandら，1966；Koskiら，1996；井原，1996；木藤ら，2001；加辺ら，2002；村田ら，2003；村田ら，2004；村田ら，2005）され、なかでも足趾筋力に関する報告（井原，1996；木藤ら，2001；加辺ら，2002；村田ら，2003；村田ら，2004；村田ら，2005）が散見されるようになった。著者ら（2002）も既製のデジタル握力計を用いて、足趾把持力測定器を考案し、その測定値に再現性と妥当性があることを報告（村田ら，2002）した。しかし、我々が作成した測定器にはいくつかの問題点が指摘された。それは、筋力発揮が非常に小さな場合、デジタル測定が測定器の特性上困難であったこと、直径4mmのステンレス製の足趾把持バーでは径が小さく、測定し難い被験者がいたことなどである。

　そこで本研究では、株式会社ヤガミの協力を得て、上記問題点を解決するとともに、足趾把持力の最大値到達時間についても計測できる測定器を作成した。

① 作成した測定器

　測定にはヤガミ社製のひずみゲージを用いた。ひずみゲージとは金属のひずみ量、応力（単位面積あたりにかかる力）を測定するために用いられるセンサーである。その利点は応答周波数が高く精密な値が抽出できること、出力が電気量のためデータ処理が容易であることなどがあげられる。

　本測定器は、ひずみゲージを木製の基礎板（65cm×25cm）に固定し（可動式継手により30度可動）、直径5mmのステンレス製鋼線をひずみゲージの力点になる部分に取り付けて、足趾把持バーとした。また、足趾で把持したときの疼痛発生予防のために、足趾がかかる部分の鋼線を塩化ビニール樹脂でコーティングした。足部は下腿前面を木製バーで固定し、後面は膝や足関節の代償運動が生じないように、測定器から踵部を離さないこととした。なお、基礎板の踵部を乗せる部分にセンサーを取り付け、踵部が測定器から離れるとブザーが鳴るようにした。また、被験者の足長を考慮し、足部調節ダイヤルを回転させることにより、約20～29cmまでの足長に対して測定できるようにした。さらに、測定値の再現性を高める目的で、足部調節目盛りを取り付けた（図2-5）。

　ひずみゲージからの信号は、増幅装置とアナログ／デジタル変換器を内蔵した専

用ボックスに接続され、デジタルデータとしてパーソナルコンピュータに記録・保存されるようにした（図2-6）。なお、データはサンプリング周波数10Hzと100Hzに切り替えが可能であり、測定範囲は0〜99.9kg、最小単位は0.1kgである。

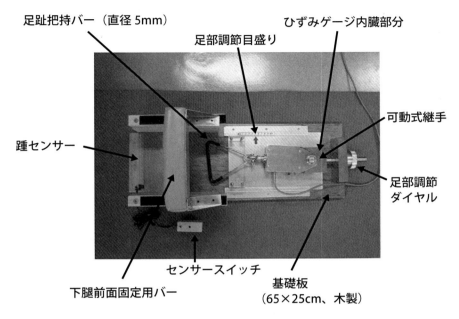

図2-5　ひずみゲージを用いた足趾把持力測定器

② 計測データの紹介

1. 対　象
　下肢に病的機能障害が認められないK医療系専門学校に在学中の男子学生16名（平均年齢22.3 ± 5.5歳、平均身長170.4 ± 5.3cm、平均体重62.1 ± 8.4kg）の左右32肢を対象とした。なお、これら被験者には、研究の目的と方法および被験者にならなくても不利益にならないことを十分に説明し、同意を得た上で研究を開始した。

2. 測定方法
　被験者の測定姿位は端座位で、膝関節を90度屈曲した状態で測定した。測定に際して、予め母趾と第5趾の末節骨、第2趾から第5趾の中節骨が足趾把持バー

にかかるように、足部調節ダイヤルで調節し、把持バーを足趾でしっかりと把持できることを確認した。測定は、測定方法を十分に習得させた後、左右を2回ずつ測定したが、疲労を考慮して、1回目と2回目の測定の間に2～3分間の休息をとった（図2-6）。

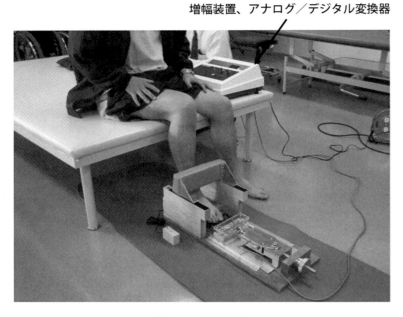

図2-6　測定方法

被験者は端座位をとり、母趾と第5趾の末節骨、第2趾から第5趾の中節骨が足趾把持バーにかかるように調節した後、把持バーをしっかりと足趾で把持して、足趾把持力を測定する。

今回の分析に用いた測定値は、足趾把持力の最大値と最大値到達時間であるが、図2-7に示すようにデータを抽出した。

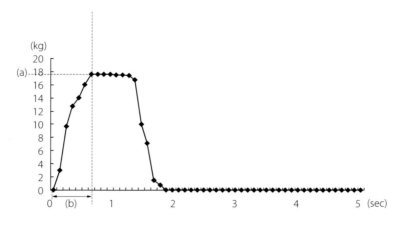

図 2-7　計測データ
(a)：足趾把持力値
(b)：足趾把持力最大値到達時間

3. 統計学的解析法

足趾把持力の最大値と最大値到達時間の再現性については、対応のある t- 検定および検者内の級内相関係数（Intraclass correlation coefficient、以下 ICC）によって検討した。また、左右の比較には対応のある t- 検定を用いた。

4. 結　果

(1) 測定値の再現性

被験者 16 名 32 肢の足趾把持力測定値は、1 回目が平均 17.4 ± 4.8kg（最低値 11.2kg、最高値 25.5kg）、2 回目が平均 17.5 ± 4.3kg（最低値 9.6kg、最高値 25.2kg）であり、2 群間に有意差は認められなかった。また、ICC は 0.953 であり高い再現性を示した（表 2-1）。

足趾把持力の最大値までの到達時間は、1 回目が平均 0.66 ± 0.25 秒（最低値 0.2 秒、最高値 1.2 秒）、2 回目が平均 0.65 ± 0.26 秒（最低値 0.3 秒、最高値 1.5 秒）であり、2 群間に有意差は認められなかった。また、ICC は 0.723 であった（表 2-1）。

表 2-1 測定値の再現性

	1回目	2回目	p値	ICC
足趾把持力 (kg)	17.4 ± 4.8	17.5 ± 4.3	0.75	0.953
最大値到達時間 (秒)	0.66 ± 0.25	0.65 ± 0.26	0.85	0.723

平均±標準偏差、ICC = Intraclass correlation coefficient

(2) 測定値の左右差

　測定値を左右で比較すると、足趾把持力は右が平均 17.4 ± 4.3kg、左が平均 17.5 ± 4.8kg であり、有意差は認められなかった。足趾把持力の最大値到達時間についても、右が平均 0.65 ± 0.23 秒、左が平均 0.66 ± 0.28 秒であり、有意差は認められなかった（表 2-2）。

表 2-2 測定値の左右差

	右	左	p値
足趾把持力 (kg)	17.4 ± 4.3	17.5 ± 4.8	0.97
最大値到達時間 (秒)	0.65 ± 0.23	0.66 ± 0.28	0.92

平均±標準偏差

③ 考　察

　本研究では、ひずみゲージを用いて足趾把持力を定量的に評価できる測定器を作成した。本測定器では、旧測定器の問題点であった足趾把持バーについては、バーを塩化ビニール樹脂でコーティングすることによって改善され、弱化した（5.0kg 未満）足趾把持力の測定については、ひずみゲージを使用することによって、最小 0.1kg からの計測が正確に行えるようになった。

　今回紹介した計測データは、健常な成人男性を対象としたものであるが、旧測定器から得られた成人男性 55 名の足趾把持力平均値 12.7 ± 3.6kg（村田ら，2002）と比較すると高い値を示した。これは、足趾把持バーの改善によって、足趾の痛みを引き起こさず、最大筋力を発揮できたためと推察した。

　足趾把持力の最大値到達時間については先行研究がなく、今回の結果を比較検討

することはできない。最大値到達時間についての詳細な検討は、今後の課題としたいが、本研究での最大値到達時間の平均値は 0.66 秒、最も時間を要した被験者でも 1.5 秒であり、短時間のうちに足趾把持力の最大筋力を発揮できていた。このことから、本測定器は足趾把持力を容易に測定できる機器であることが示された。

　本測定器の再現性を検討したところ、16 名 32 肢における 2 回の足趾把持力測定値は、ICC が 0.953 であり、ICC による再現性の解釈（0.7 以上が普通、0.8 以上が良好、0.9 以上が優秀）（桑原ら，1993；谷，1997）に基づくと、足趾把持力測定値の再現性は「優秀」であった。最大値到達時間の再現性については ICC が 0.723 であり、「普通」の判定であった。これらのことから、最大値到達時間の再現性は、足趾把持力の再現性と比較すると高くはないが、本測定器から得られる測定値は、臨床場面で充分に使用できる再現性を有していると考えられた。

　測定値の左右差については、足趾把持力ならびに最大値到達時間ともに有意差は認められなかった。松尾ら（2005）は、健常成人 25 名の下肢周径、下肢筋力、片足立ち保持時間を測定し、それらの左右差を検討しているが、すべての測定値に有意差がなかったと報告している。今回の結果も、健常成人の下肢機能に左右差が認められないとする先行研究を追認した。

　これらの知見から、今回作成した測定器によって、足部の機能評価を客観的かつ容易に測定できることが確認された。ただし、今回の結果は、健常成人男性のみを対象としたものであり、女性や高齢者、および疾患を有する者についての検討はできていない。また本研究は、測定値の再現性について検者内相関を検討することによって行われたが、検者間での検討も必要である。さらには、測定値の妥当性の検討も必要である。例えば、足趾把持力以外の下肢筋力や握力、あるいは立位での活動能力などとの比較検討が重要であろう。よって、これらの事項が本研究の限界であり、今後の課題である。また、足趾把持力の最大値到達時間については、それを測定する臨床的意義についての検討が今後必要である。

　なお、本研究の内容は「村田　伸，甲斐義浩，田中真一・他：ひずみゲージを用いた足把持力測定器の開発．理学療法科学 21（4）：363-367, 2006」に掲載された論文に加筆・修正を加えたものである。

第3章

足趾把持力に影響を及ぼす要因

第1節　足趾把持力に影響を及ぼす因子と足趾把持力の予測

　超高齢社会を迎えた我が国にとって、転倒予防の観点から足趾および足底機能の役割が注目され、立位姿勢保持や転倒との関連が報告（浅井ら，1989；Helfand ら，1966；Koski ら，1996；井原，1996；木藤ら，2001；加辺ら，2002；村田ら，2003；村田ら，2004；村田ら，2005）されている。しかし、足趾・足底機能について、定量的な評価である足趾把持力を日常の臨床で簡便に測定できる機器は見当たらず、また、足趾把持力に影響を及ぼす因子について明らかにした報告も渉猟し得た範囲では見当たらなかった。そこで著者らは、足趾把持力測定器を考案・作成し、その測定値の再現性と妥当性が高いことを報告（村田ら，2002）した。

　本研究では、足趾把持力に影響を及ぼすことが考えられる身長や体重、下肢筋力、足趾や足部の形態および柔軟性のそれぞれの因子と足趾把持力実測値との関連を検討し、抽出された関連因子によって足趾把持力の予測値を求めることを検討した。

① 対象と方法

　被験者は、下肢に病的機能障害が認められい M 専門学校に在学中の女子学生 53 名であり、年齢は 20 〜 27 歳、平均 21.9 ± 2.5 歳であった。また、それら被験者から得られた足趾把持力の予測式の妥当性を検討するため、新たに健常女性 26 名（年齢 18 〜 29 歳、平均 21.2 ± 2.7 歳）を被験者に検討した。なお、これら被験者には研究の目的と方法を十分に説明し、同意を得た上で行った。

1. 足趾把持力の測定法
　足趾把持力は、自作した足趾把持力測定器（図 2-1 参照）を用いて被験者の利き足を 2 回測定し、その最大値を採用した（測定方法は図 2-2 参照）。利き足はボールを蹴る方の足として、被験者の 88.7% が右足であった。

　なお、この測定器から得られる測定値の再現性は、これまでに級内相関係数 0.973 という極めて高い再現性を確認している（村田ら，2002）。

2. 下肢筋力の測定法

　下肢筋力は、利き足の大腿四頭筋およびハムストリングスについて、ハンドヘルドダイナモメーター（Jtech Medical 社製 Power Track Ⅱ）を用いて測定した。大腿四頭筋筋力は被験者を坐位、ハムストリングス筋力は腹臥位で、ともに膝関節90度屈曲位として、等尺性収縮筋力を2回測定してその最大値を計測値とした。

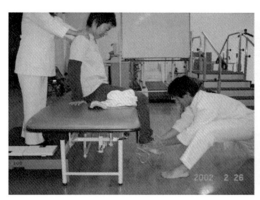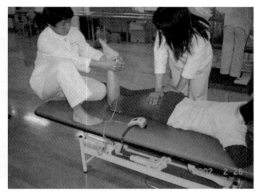

図3-1　下肢筋力の測定方法

（左）：大腿四頭筋筋力　　（右）：ハムストリングス筋力

3. 足趾および足部形態の測定法

　足趾および足部の形態として、利き足の足部アーチ高率、足長、足趾長を計測した。足部アーチ高率は、安静立位で舟状骨粗面から床面までの垂線の長さ：①と、第1中足骨底内側部から踵骨接床最後部までの長さ：②を計測し、次式により算出した。

$$\text{アーチ高率} = ① / ② \times 100$$

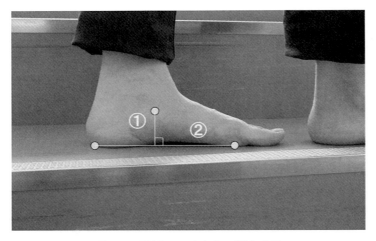

図3-2　足部アーチ高率の測定方法
①：舟状骨粗面から床面までの垂線の長さ
②：第1中足骨底内側部から踵骨接床最後部までの長さ

　足長は、踵後端から最も長い足趾先端までの距離とし、足趾長は第1趾を代表趾として、第1趾の中足指節関節から趾先端までを測定した。

4. 足趾柔軟性の測定法

　まず、30cm定規をプラスチックシートに取り付けた専用シート上に安静立位を取り、利き足の踵後面を後壁にしっかりと接触させ（図3-3a）、専用シート上で足長を測定する（図3-3b）。つぎに、踵部が専用シートから離れないことを条件に、足趾および前足部を最大限に屈曲してもらい、踵部からの距離を測定し（図3-3c）、足長からその距離を除いた値を足趾柔軟性とした。

第3章　足趾把持力に影響を及ぼす要因

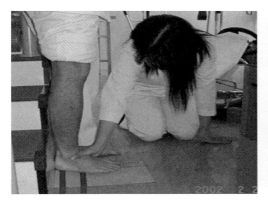

a：測定姿勢

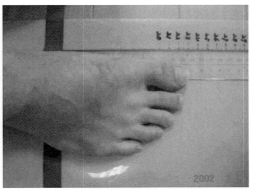

b：足長の測定

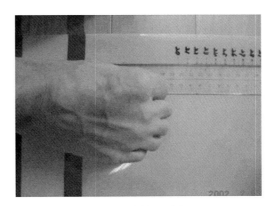

c：柔軟性の測定

図3-3　足趾柔軟性の測定方法

5．統計学的解析法

　被験者53名の足趾把持力と他の身体計測値との関係は、ピアソンの相関係数を用いて検討した。また、目的変数を足趾把持力、説明変数を身長、体重、大腿四頭筋筋力、ハムストリングス筋力、足部アーチ高率、足長、足趾長、足趾柔軟性とした重回帰分析のステップワイズ法（変数減少法）を用いて足趾把持力に影響を及ぼす因子を抽出し、足趾把持力の予測式を作成した。

　次いで、予測式の妥当性を検討するために、新たな被験対象者とした26名の身体計測値から足趾把持力を予測し、実測値との相関係数を求めた。また、予測値と実測値の差の絶対値を誤差と考え、誤差と誤差の割合を求めた。なお、統計解析にはStatView5.0を用い、有意水準を1％とした。

② 結　果

1. 足趾把持力と他の身体計測値との関連

　表 3-1 に被験対象者 53 名の各測定項目の平均値と標準偏差、表 3-2 に各測定値間の相関行列を示した。足趾把持力と有意な相関を示したのは、相関係数が高い順に足趾柔軟性、足部アーチ高率、体重であり、他の測定値とは有意な相関を認めなかった。

表3-1　各測定項目の平均値と標準偏差（n ＝ 53）

	平均	標準偏差
足趾把持力（kg）	10.0	3.0
身長（cm）	157.9	5.5
体重（kg）	50.9	8.1
足長（cm）	22.5	1.1
足趾長（cm）	5.4	0.8
足部アーチ高率（%）	23.9	3.9
足趾柔軟性（cm）	3.7	1.5
大腿四頭筋筋力（N）	223.6	50.7
ハムストリングス筋力（N）	96.8	27.1

表3-2　各変数間の相関行列（n=53）

	足趾把持力	身長	体重	足長	足趾長	足部アーチ高率	足趾柔軟性	大腿四頭筋筋力
身長	0.15							
体重	0.41*	0.51**						
足長	0.16	0.71**	0.51**					
足趾長	0.33	0.35*	0.23	0.61**				
足部アーチ高率	0.58**	-0.01	0.12	-0.13	0.23			
足趾柔軟性	0.59**	0.10	0.15	0.32	0.33	0.32		
大腿四頭筋筋力	0.26	0.25	0.42*	0.29	0.17	0.14	0.19	
ハムストリン	0.27	0.24	0.41*	0.29	0.15	0.12	0.12	0.53**

Pearson's correlation coefficient　*$p<0.01$, **$p<0.001$

2. 足趾把持力に影響を及ぼす因子の抽出と足趾把持力の予測

　ステップワイズ回帰分析（変数減少法）により、足趾把持力に影響を及ぼす因子として抽出された項目は、足趾柔軟性、足部アーチ高率、体重であり、標準回帰係数は順に 0.41、0.41、0.30 であった。

　回帰分析によって採用された足趾柔軟性、足部アーチ高率、体重の 3 つの変数により作成した足趾把持力の予測式は、「足趾把持力 = − 6.265 + 0.795 ×足趾柔軟性 + 0.320 ×足部アーチ高率 + 0.111 ×体重」であった。この回帰式の重相関係数は 0.78（p<0.0001）であり、足趾把持力の予測式として有意な相関が認められた。

3. 足趾把持力の予測式の妥当性

　新たに測定した 26 名の足趾柔軟性、足部アーチ高率、体重の平均値と標準偏差は、それぞれ 3.6 ± 0.9 cm、24.2 ± 4.0％、52.6 ± 5.4 kg であり、これらの変数から求められた足趾把持力の予測平均値は、10.2 ± 1.7 kg であった。また、被験者 26 名の足趾把持力実測平均値は 11.9 ± 3.5 kg であった。これら足趾把持力の予測値と実測値との間には相関係数 r = 0.82（p<0.0001）の有意な相関が認められた（図 3-4）。また、予測値の誤差の平均と標準偏差は 2.2 ± 1.4 kg、実測値に対する誤差の比率は 20.8 ± 14.9 ％ であった。

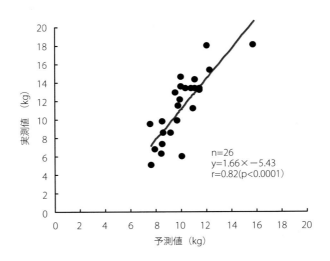

図 3-4　足趾把持力の予測値と実測値との関係

③ 考　察

　足趾把持力は、立位での姿勢を制御するために重要であり、とくに高齢者では、その弱化が転倒の危険性を増大させる可能性を示した報告（木藤ら，2001；村田ら，2003）がある。しかし、足趾把持力測定の臨床的意義の高さは報告されているが、足趾把持力に影響を及ぼす因子の分析についての報告はなされていない。

　今回の結果によると、足趾把持力に影響を及ぼす因子として抽出されたのは足趾柔軟性、足部アーチ高率、体重の３項目であり、それらの数値が高いほど足趾把持力が強いという関係が統計学的に認められた。とくに、標準回帰係数から影響度を判断すると、足趾柔軟性と足部アーチ高率が最も足趾把持力に影響を及ぼしていた。身体の柔軟性は、ストレッチングによって向上するが、安部ら（1983）は、脚伸展運動の前にストレッチングを行うことによって、筋の出力パワー、とくに筋力成分の増加が認められたことを報告している。また山下ら（1987）も、ストレッチングが筋力増強に有効となる可能性のあることを報告している。今回の結果においても、足趾把持力は足趾柔軟性が高いほど強く（r=0.59, p<0.001）、足趾の柔軟性が足趾把持力の主動作筋である足趾屈筋群の張力を有効に働かせ、筋出力を増大させたと考えられる。足趾把持力の増強法として井原（1996）は、タオルやビー玉、ゴムバンドを利用したトレーニング法を紹介し、木藤ら（2001）は、独自の足趾機能訓練機器とトレーニング方法を報告している。しかしそれらには、足部の柔軟性を高める手技は考慮されておらず、足趾柔軟性を高めるストレッチングを加える必要性が示唆された。

　足趾把持力に影響を及ぼす因子として抽出された足部アーチ高率について、中山ら（1990）は足部のアーチ保持にはすべての足底筋が直接・間接的に関与し、また足底筋の一部は足趾の運動にも関与して、協同的に身体のバランス制御に関係していると述べている。福山ら（2002）は、立位荷重時に足部の内側縦アーチが低下する扁平足例に、足趾把持力訓練を３週間実施したところ立位バランスが向上したと報告している。今回の研究結果も、足部アーチと足趾把持力が相互的に作用していることを示す結果となった。また、橋本ら（2001）が報告した足底挿板の挿入など、低下した足部アーチを高めることで、足趾把持力が効率的に作用し、高齢者の転倒の危険性を減少させる可能性を示した。

　以上のごとく、先行研究ならびに今回の結果において、足趾把持力や足部アーチ高率、足趾柔軟性などの重要性が認められた。従って、足趾把持力を日常の臨床で測定できることが下肢機能の評価に必要と思うが、市販の測定機器が一般に普及しているとは言いがたい。本研究で得られた足趾柔軟性、足部アーチ高

率、体重の３つの説明変数から構成される予測式「足趾把持力＝－6.265 ＋ 0.795 ×足趾柔軟性＋ 0.320 ×足部アーチ高率＋ 0.111 ×体重」は、足趾把持力を予測するために有意な相関が認められ、予測式から得られた足趾把持力の予測値と実測値が高い相関を示した。このことから、足趾柔軟性、足部アーチ高率、体重の３つの因子を評価することによって、足趾把持力を推測し、実測すべき目安を付けることができる。ただし、今回得られた予測式の測定誤差は 20.8 ％と比較的大きかった。これには、被験者の運動習慣や生活習慣などの因子が関係しているものと考えられ、これら活動性の因子も加えた検討が今後必要に思える。

　すなわち、今回作成した足趾把持力の予測式は、臨床の現場において、足趾把持力低下のスクリーニングを行うために使用できるであろう。とくに高齢者においては、転倒予防の観点から、足趾把持力トレーニングを含めたアプローチを行う必要性があり、足趾把持力を予測し直接的に測定する重要性が示唆された。

　なお、本研究の内容は「村田　伸，忽那龍雄：足把持力に影響を及ぼす因子と足把持力の予測．理学療法科学 18(4)：207-212, 2003」に掲載された論文に加筆・修正を加えたものである。

第2節　足趾柔軟性の再現性と妥当性に関する研究
－健常成人と虚弱高齢者における検討－

　著者らは、これまでに自作の足趾把持力測定器を用いて、足趾・足底機能を足趾把持力として定量的に評価した（村田ら，2002）。さらに、足趾把持力に影響を及ぼす因子として、足趾柔軟性と足部アーチ高率が重要であることを明らかにした（村田ら，2003）。

　足部アーチ高率の測定法については、舟状骨の高さ（舟状骨粗面から床面までの垂線の長さ）を足アーチ長（踵骨後面から第一中足骨骨頭までの長さ）で除して求めた値を用いるのが一般的である（塩澤，2003）。しかし、足趾柔軟性についての測定法を明らかにした報告は、著者らが知り得た範囲では見当たらない。

　柔軟性は、体力の重要な構成要素（田中ら，1997）であるが、測定法やその意義に不明確な点があり、整形外科や理学療法の臨床場面で測定されることが少ないのが現状である（諸橋，1999）。整形外科や理学療法領域では、柔軟性に変わる用語として関節可動域が多く用いられている（諸橋，1999；鈴木，1999）。関節可動域のテスト法はすでに確立されており（日本整形外科学会，1974；日本リハビリテーション医学会評価基準委員会，1995）、各種動作能力との関連などについても報告されている（Johnston ら，1970；Andriacchi ら，1980；吉元，1988）。しかし、柔軟性についての確立された定義はなく、研究者独自の定義が用いられている（諸橋，1999；鈴木，1999；Chandler ら，1990）。例えば、Chandler ら（1990）は「柔軟性は筋や腱に対して、抵抗なしに正常な運動範囲を関節が動く能力」と定義し、鈴木（1999）は「動きにおける関節あるいは関節群の運動可動範囲」と定義している。本研究では、足趾柔軟性を「短母趾屈筋、長母趾屈筋、虫様筋、短趾屈筋、長趾屈筋の作用により起こる足の指節間関節、中足指節関節、足根中足関節などの総合的屈曲運動可動範囲」と定義した。

　本研究の目的は、著者らが考案した足趾柔軟性の測定方法を紹介し、その測定値の再現性と妥当性について検討するとともに、健常成人と身体障害を有する高齢者の測定値を比較することにより、足趾柔軟性の加齢や障害による影響について検討することである。

第3章　足趾把持力に影響を及ぼす要因

①　対象と方法

　対象者は、下肢に病的機能障害が認められない M 医療系専門学校に在学中の学生 59 名（男性 30 名、女性 29 名、平均年齢 21.7 ± 1.7 歳）、および 2 カ所の通所リハビリテーション施設に通所している 65 名（男性 8 名、女性 57 名、平均年齢 82.0 ± 4.9 歳）の虚弱高齢者とした。なお、本研究で対象とした虚弱高齢者は、要介護認定が要支援から要介護 2 と判定されている高齢者である。ただし、障害は身体障害に限定し、精神障害を有する者は除外した。また、対象としたすべての高齢者が、測定に支障を来すほどの知的障害は認められなかった。

　足趾柔軟性測定値の妥当性については健常成人 59 名、虚弱高齢者 65 名全員を対象に検討したが、測定値の再現性については健常成人 59 名のうち、協力の得られた 29 名（男性 15 名、女性 14 名）を対象に検討した。

　対象者には、研究の趣旨と内容について説明し、理解を得た上で協力を求めたが、研究への参加は自由意思であり、被験者にならなくても不利益にならないことを十分に説明し、同意を得た後研究を開始した。なお、データはコンピューターで処理し、研究の目的以外には使用しないことおよび個人情報の漏洩に注意した。

1. 足趾柔軟性の測定法

　開始肢位は、30cm 定規をプラスチックシートに取り付けた専用シート上に足底を置き、足の踵後面を後壁にしっかりと接触させる（図 3-5a）。測定は、専用シート上で足長を測定（図 3-5b）した後、踵部を専用シートから離れないことを条件に、足趾および前足部を最大限に屈曲させ、踵部からの距離を測定する（図 3-5c）。足長からその距離を除いた値を足趾柔軟性としたが、測定値を足長で除して標準化した。

　再現性を検討するため、2 回目の測定を翌日もしくは 2 日後、測定が可能であった健常成人 29 名の右足部を対象に、同様の方法で測定した。

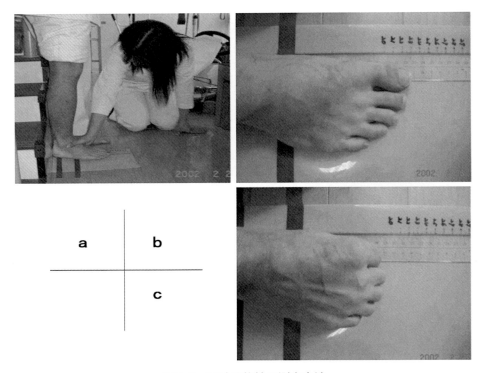

図 3-5 足趾柔軟性の測定方法

a 　測定姿位：安静立位で踵後面を後壁にしっかりと接触させる。
b 　足長の測定：専用シート上で測定する（例は 23cm）
c 　柔軟性の測定：踵部を専用シートから離れないようにして、足趾および前足部を最大
　　　　　　　　限に屈曲し測定する（例は 19cm）。得られた値を足長から除いて足趾
　　　　　　　　柔軟性とした（例は 23 − 19 ＝ 4cm）

2. 足関節背屈角度と体幹柔軟性の測定法

　足関節背屈角度は、端坐位で膝関節を十分に屈曲した後、自動運動による背屈角度を測定した。測定は基本軸を腓骨への垂直線、移動軸を第 5 中足骨として（日本整形外科学会，1974；日本リハビリテーション医学会評価基準委員会，1995）、ゴニオメーターを用いて測定した（図 3-6）。

　体幹の柔軟性は、長座体前屈距離をデジタル式長座位体前屈測定器（竹井機器工業製）にて測定（cm）した。

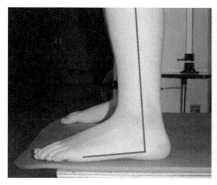 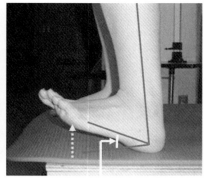

この角度をゴニオメーターで計測

図 3-6　足関節背屈角度の計測

端坐位で膝関節を十分に屈曲した後、自動運動による背屈角度を計測。
測定は基本軸を腓骨への垂直線、移動軸を第5中足骨として、ゴニオメーター
を用いて左右を測定（度）した。

3. 統計学的解析法

抽出された足趾柔軟性の再現性は、対応のある t- 検定およびテスト－再テスト法による級内相関係数（Intraclass correlation coefficient：ICC）を用いて検討した。また、性差は対応のない t- 検定、足趾柔軟性と足関節背屈角度および体幹柔軟性との関連は、ピアソンの相関係数を求めて検討した。さらに、健常成人と虚弱高齢者の測定値を比較するため、健常成人の測定値を 100 として、虚弱高齢者の測定値を百分率で表した。

② 結　果

1. 測定値の性差

性差を検討した健常成人における足趾柔軟性、足関節背屈角度、体幹柔軟性において、男女間に有意差は認められなかった。ただし、身長、体重、足長には性差が認められ、男性の測定値が有意に大きかった。なお、年齢には有意差は認められなかった。

表 3-3　測定値の性差

	男性（n ＝ 30）	女性（n ＝ 29）
年齢（歳）	21.7 ± 1.9	21.1 ± 1.4
身長（cm）	172.1 ± 6.4	156.1 ± 5.4**
体重（kg）	68.1 ± 9.1	50.0 ± 3.4**
右足長（cm）	25.1 ± 1.0	22.9 ± 1.0**
左足長（cm）	25.2 ± 1.1	22.8 ± 0.9**
体幹柔軟性（cm）	43.9 ± 12.9	45.8 ± 9.9
右足趾柔軟性（%）	18.6 ± 5.3	18.7 ± 6.7
左足趾柔軟性（%）	17.2 ± 5.2	18.9 ± 5.6
右足関節背屈角度（度）	19.3 ± 7.6	20.8 ± 5.7
左足関節背屈角度（度）	18.8 ± 6.4	20.9 ± 5.7

Two group t-test:Unpaired　**p<0.01

2. 足趾柔軟性測定値の再現性

　再現性を検討した健常成人 29 名の初回測定時の足趾柔軟性実測値は平均 3.7 ± 1.1 cm、2 回目は平均 3.6 ± 0.9 cm であり、2 群間に有意差は認められなかった。また、ICC は 0.982 であった。

3. 足趾柔軟性の妥当性（足関節背屈角度および体幹柔軟性との関連）

　各測定項目間の相関係数を健常成人（表 3-4）、虚弱高齢者（表 3-5）別に示す。足趾柔軟性は、足関節背屈角度との間に有意な正の相関 ｛健常成人：右側 r ＝ 0.51（p<0.01）、左側 r ＝ 0.50（p<0.01）、虚弱高齢者：左右とも r ＝ 0.43（p<0.01）｝ が認められた。足趾柔軟性と体幹柔軟性との間には有意な相関は認められなかった。また、足関節背屈角度と体幹柔軟性との間にも、有意な相関は認められなかった。

第3章　足趾把持力に影響を及ぼす要因

表3-4　各測定項目間の相関分析（健常成人　n＝59）

	体幹柔軟性	足趾柔軟性（右）	足趾柔軟性（左）	足関節背屈角度（右）
足趾柔軟性（右）	0.20			
足趾柔軟性（左）	0.23	0.84**		
足関節背屈角度（右）	0.23	0.51**	0.40**	
足関節背屈角度（左）	0.07	0.32*	0.50**	0.66**

Pearson's correlation coefficient　**p<0.01　*p<0.05

表3-5　各測定項目間の相関分析（虚弱高齢者　n＝65）

	体幹柔軟性	足趾柔軟性（右）	足趾柔軟性（左）	足関節背屈角度（右）
足趾柔軟性（右）	0.01			
足趾柔軟性（左）	0.03	0.48**		
足関節背屈角度（右）	0.00	0.43**	0.29*	
足関節背屈角度（左）	0.06	0.35**	0.43**	0.65**

Pearson's correlation coefficient　**p<0.01　*p<0.05

4. 健常成人と虚弱高齢者の測定値の比較

　対象とした虚弱高齢者 65 名の測定値と健常成人 59 名の測定値を比較した。虚弱高齢者の体幹柔軟性は平均 29.5 ± 9.7cm であり、健常成人の平均値 44.8 ± 11.6cm の 65.8% であった。足関節背屈角度は、虚弱高齢者の左右平均値は 12.4 ± 7.0 度であり、健常成人の左右平均値 19.9 ± 6.4 度の 62.3% であった。足趾柔軟性については、虚弱高齢者の左右平均値が 7.5 ± 3.7% であり、健常成人の左右平均値 18.3 ± 5.6 % の 41.0% であった。

③　考　察

　柔軟性は、関節を動かした際の身体部位の距離や関節の角度を指標として表すことが多い（田中ら，1997；諸橋，1999）。本研究では、足趾や前足部を屈曲した際の移動距離を指標として、足趾の柔軟性を表現した。

　本研究において測定した健常成人 59 名の測定値は、体幹柔軟性の指標とした長

座体前屈が平均44.8 cm、足関節背屈角度が平均19.9 度であった。文部科学省スポーツ・青少年局の体力・運動能力調査報告書 (2002) によれば、20 ～ 24 歳までの長座体前屈の平均値は男性が 45.0 cm、女性が 45.1 cm であり、今回の調査結果と近似した値であった。また、足関節背屈角度における正常値の参考可動域は 15 ～ 20 度であり（下堂ら，2000）、今回の結果も正常範囲といえる。

　男女差については、身長、体重、足長に有意差が認められたが、体格における性差は周知の事実であり、矛盾しない結果であった。また、長座体前屈と足関節背屈角度には性差を認めなかった。これは、先行研究（文部科学省スポーツ・青少年局，2002；下堂ら，2000）を追認する結果であった。これらのことから、今回測定した健常成人の測定値は、信頼できる値が抽出されたと推察できる。健常成人の足趾柔軟性は平均 18.3 ％ であり、性差を認めなかったが、本研究で測定した測定値が足趾柔軟性の一応の基準値になり得ると考えられた。

　足趾柔軟性測定値の再現性を検討するために測定した、健常成人 29 名における 2 回の測定値は、ICC ＝ 0.982 であり、ICC による再現性の解釈（0.7 以上が普通、0.8 以上が良好、0.9 以上が優秀）（桑原ら，1993）に基づくと、測定値の再現性は「優秀」であった。

　足趾柔軟性測定値の妥当性を検討するため、健常成人 59 名と虚弱高齢者 65 名を対象に、足関節背屈角度および体幹柔軟性を測定した。その結果、健常成人および虚弱高齢者の足趾柔軟性と足関節背屈角度に、左右とも有意な正の相関が認められ、本方法で測定した足趾柔軟性の妥当性が認められた。

　しかし体幹柔軟性とは、健常成人および虚弱高齢者の足趾柔軟性測定値と有意な相関を認めなかった。本研究における体幹柔軟性は、長座体前屈距離を指標としたが、長座体前屈距離の測定は、Cureton が 1941 年に水泳選手の基礎的身体能力の指標として用いられたことより始まる（波多野ら，1997）。さらに 1970 年代に入り、日本を含めた世界各国に普及したテスト法である（波多野ら，1997）。しかし近年の報告では、長座体前屈距離の測定は上下肢の長さや足部の固定などにより影響を受けやすいとの報告や、長座体前屈距離と歩行速度などの運動能力とは有意な相関が認められないなどの問題点が指摘されている（諸橋，1999）。今回、足趾柔軟性と長座体前屈との間に有意な相関が認められなかったことは、足趾柔軟性が必ずしも身体全体の柔軟性を表す指標にはなり得ないことを意味する。一方、長座体前屈距離と足関節背屈角度との間にも有意な相関を認めなかったことより、長座体前屈距離は足趾柔軟性の併存的妥当性を検討する指標として適当でなかったのかもしれない。

　本研究では、健常成人と虚弱高齢者の測定値を比較することにより、足趾柔軟性の加齢や障害による影響について検討した。健常成人の比較対象を虚弱高齢者とし

たのは、身体の柔軟性は加齢とともに減少が認められるが、筋収縮力の加齢変化（65歳で成人期の3分の2）（飯島，2001）に比べ減少率は少ない。文部科学省スポーツ・青少年局（2002）の調査では、後期高齢者の柔軟性は成人期の80%強を有していることが報告されている。また、著者の経験的にも健常高齢者の足趾柔軟性は比較的良好であったことから、健常成人と虚弱高齢者の測定値を比較することとした。その結果、虚弱高齢者の足趾柔軟性は、他の測定値と比較して最も低下していた。この理由については明らかにできないが、高齢者の立位姿勢は、特有の前傾姿勢により足圧中心の位置に比べ重心線は後方にシフトしている（藤原ら，1982）。また、歩行時においても60〜65歳を境に、軽度屈曲姿勢いわゆる老人性歩行が特徴として現れると報告（真野ら，1999）されている。これら高齢者特有の現象により前足部への加重が不十分となり、廃用性の柔軟性低下を引き起こしたのではないかと推測した。

　今回の結果から、本研究による足趾柔軟性の測定方法は再現性に優れ、妥当性のある測定方法であることが示唆された。一方、足趾柔軟性と体幹柔軟性との間に有意な相関が認められなかったことより、足趾柔軟は身体全体の柔軟性とは独立した指標であることが示唆された。また、高齢者転倒の危険因子である足趾把持力の低下との関連が指摘されている足趾柔軟性の低下は、虚弱高齢者に発生し易いことが示された。

　本研究によって、足趾柔軟性測定値の再現性と妥当性については確認された。しかし、足趾柔軟性の加齢や障害による影響についての検討には課題が残った。健常成人と虚弱高齢者の測定値のみの比較では、その機能の低下が加齢によるものなのか、障害に起因するものなのかは明らかにできていない。今後、健常な高齢者などを含めた各年代別の比較検討が必要である。また、虚弱高齢者に限定したため男性の対象者が極端に少なく、虚弱高齢者における測定値の性差についての検討ができなかったことも本研究の限界である。

　なお、本研究の内容は「村田　伸，熊谷秋三，津田　彰：足部柔軟性の再現性と妥当性に関する研究－健常成人と障害高齢者における検討．健康科学 27：49-55，2005」に掲載された論文に加筆・修正を加えたものである。

第4章

高齢者の足趾把持力

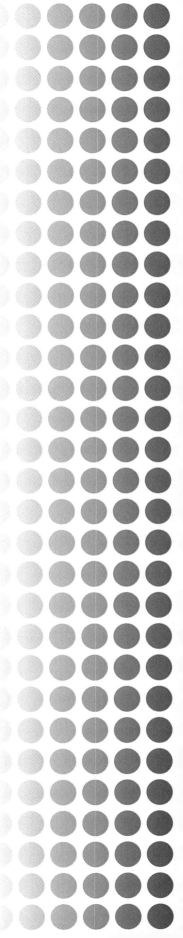

第1節　健常成人と高齢者における足趾把持機能の比較

　近年、高齢者の介護予防、とくに転倒予防の観点から足趾および足底機能の役割が注目され、立位姿勢保持や転倒との関連が指摘されている（浅井ら，1989；Helfandら，1966；Koskiら，1996；井原，1996；木藤ら，2001；加辺ら，2002；村田ら，2003；村田ら，2004；村田ら，2005）。著者らは、これまでに自作の足趾把持力測定器（村田ら，2002）を用いて、足趾・足底機能を足趾把持力として定量的に評価した。さらに、足趾把持力測定器にひずみゲージを用いるなどの改良を加えて、最小 0.1kg からの足趾把持力と足趾把持力の最大値到達時間が計測できる測定器を作成して、その測定値に高い再現性があることを報告（村田ら，2006）した。

　本研究では、改良された足趾把持力測定器を用いて、健常成人と高齢者の足趾把持力と足趾把持力の最大値到達時間を測定し、その測定値を比較することにより，足趾把持機能の加齢による影響について検討した。

1　対　象

　健常成人群の対象者は、某医療系専門学校に在学中の健常成人男性 15 名（左右 30 肢）である。年齢は平均 22.4 ± 5.7 歳、平均身長 170.2 ± 5.4 cm、平均体重 62.3 ± 8.7kg であった。高齢者群の対象者は、某高齢者福祉センターの囲碁クラブに所属している 60 歳以上の地域在住高齢者 21 名（左右 42 肢）である。年齢は平均 70.7 ± 5.4 歳、平均身長 162.9 ± 5.9 cm、平均体重 59.3 ± 10.3 kg であった。高齢者群の選択に当たり、要介護認定を受けていないこと、定期的な通院をしていないこと、明らかな身体障害がないこと、認知症の診断を受けていないことを条件とした。なお、本研究の対象者はすべて男性であった。

　対象者には、研究の趣旨と内容について説明し、理解を得た上で協力を求めたが、研究への参加は自由意思であり、被験者にならなくても不利益にならないことを書面と口頭で十分に説明した。なお、データはコンピューターで処理し、研究の目的以外には使用しないことおよび個人情報の漏洩に注意した。

② 測定方法

　足趾把持力の最大値（以下足趾把持力）と最大値到達時間（以下到達時間）の測定は、自作の足趾把持力測定器を用いて測定した。方法は、被験者に端座位をとらせ、膝関節を 90 度屈曲した姿勢で、測定方法を十分に習得させた後、30 秒間の休息をとりながら左右 2 回ずつ測定した（図 4-1）。今回の分析に用いた測定値は、足趾把持力と到達時間であるが、本測定器から得られるそれら測定値の再現性は、足趾把持力が ICC = 0.953、到達時間が ICC = 0.723 であり、ともに高い再現性を確認している（村田ら，2006）。

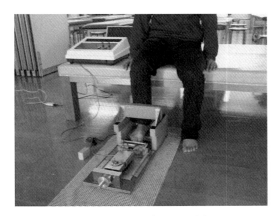

図 4-1　足趾把持力の測定

被験者は端座位をとり、足趾が足趾把持バーにかかるように調節した後、把持バーをしっかりと足趾で把持して、足趾把持力を測定する。

　また、足趾把持機能の加齢による影響を検討するため、握力の測定を行った。握力の測定には、デジタル握力計（竹井機器工業製）を使用し、立位にて体側下垂位で実施した。

　なお、握力と足趾把持力は最大値、到達時間は最速時間を採用した。また握力と足趾把持力の分析は、体重比百分率（%）に換算して行った。

③ 統計学的解析法

　健常成人と高齢者における測定値の比較には、対応のない t- 検定を用いて分析し

た。さらに、健常成人の測定値を 100 として，高齢者の測定値を百分率で表して比較した。また、左右の比較には対応のある t-検定を用いた。

④ 結　果

1. 測定値の左右差

　健常成人の足趾把持力、到達時間、握力について左右を比較すると、握力には有意差が認められ、右側が有意に強かった。足趾把持力と到達時間には有意差は認められなかった（表4-1）。

表4-1　測定値の左右差（健常成人）

	右　側	左　側	p値
足趾把持力（%）	29.1 ± 10.9	28.9 ± 11.6	ns
到達時間（秒）	0.7 ± 0.3	0.6 ± 0.2	ns
握　　力（%）	76.9 ± 11.0	72.8 ± 11.4	p<0.05

平均±標準偏差

　高齢者においても健常成人と同様の結果が認められ、握力は右側が有意に強く、足趾把持力と到達時間には有意差は認められなかった（表4-2）。

表4-2　測定値の左右差（高齢者）

	右　側	左　側	p値
足趾把持力（%）	13.9 ± 6.2	14.0 ± 5.9	ns
到達時間（秒）	1.5 ± 0.5	1.4 ± 0.6	ns
握　　力（%）	55.1 ± 9.1	51.5 ± 8.8	p<0.01

平均±標準偏差

2. 健常成人と高齢者の比較

　対象とした健常成人 15 名 30 肢の測定値と高齢者 21 名 42 肢の測定値を比較した。比較したすべての測定値に有意差（p<0.01）が認められ、健常成人の足趾把持力と握力は高齢者に比べ有意に強く、到達時間は有意に速かった（表 4-3）。

　また、健常成人の測定値を 100 として，高齢者の測定値を百分率で表すと、足趾把持力は 48.3%、到達時間は 214.3% であり、握力は 71.2% であった。

表4-3　健常成人と高齢者の測定値の比較

	若年者（n=30）	高齢者（n=42）	p値
足趾把持力（%）	29.0 ± 11.1	14.0 ± 6.0	p<0.01
到達時間（秒）	0.7 ± 0.3	1.5 ± 0.6	p<0.01
握　　力（%）	74.9 ± 11.2	53.3 ± 9.1	p<0.01

平均±標準偏差

⑤　考　察

　本研究は、健常成人と高齢者における足趾把持力と最大値到達時間を測定し、その測定値を比較することにより、足趾把持機能の加齢による影響について検討した。

　測定値の左右差について、健常成人および高齢者ともに握力には有意差が認められ、足趾把持力と最大値到達時間には有意差は認められなかった。松尾ら（2005）は、健常成人 25 名の上下肢筋力、上下肢周径、片足立ち保持時間を測定し、それらの左右差を検討しているが、上肢の筋力と周径には有意差を認め、下肢の測定値には有意差を認めていない。今回の結果も、健常成人の下肢機能に左右差が認められないとする先行研究を追認した。さらに、高齢者においても健常成人と同様、下肢機能に左右差が認められなかった。これは、本研究で対象とした高齢者は身体的に障害がなく、下肢機能に左右差がないことにより、歩行を中心とした下肢の体重支持機能を効果的にしている結果かもしれない。

　健常成人と高齢者の測定値を比較すると、今回測定したすべての測定値に有意差が認められ、健常成人の握力と足趾把持力は高齢者より有意に強く、最大値到達時

間は有意に速かった。さらに、健常成人の測定値を100として高齢者の測定値を百分率で表すと、握力は71.2%、足趾把持力は48.3%であり、握力に比べて足趾把持力の割合が小さかった。斉藤ら（1985）は、加齢による筋力低下について、上肢と下肢を比較すると、下肢の方が早期に筋力が低下することを報告している。今回の結果も、加齢とともに筋力が低下し、上肢より下肢における筋力低下が大きいとする報告を支持する結果となった。

　高齢者の最大値到達時間は健常成人の214.3%であり、足趾把持力の最大筋力を発揮するまでの時間が、健常成人の2倍以上を要することが明らかとなった。この遅延するメカニズムについては今後の研究課題としたいが、Grimbyら（1982）や中村（2003）は、高齢者になると遅筋線維の相対的増加、つまり、速筋線維と比べて収縮時間が遅い遅筋線維の割合が増加することを報告している。この遅筋線維の比率の増加が、高齢者における足趾把持力の筋張力発生から最高張力までの時間を遅延させる原因の一つかもしれない。

　これらの知見から、足趾把持力や最大値到達時間などの足趾把持機能は、握力に比べ加齢の影響を受けやすいことが示唆された。また、高齢者の転倒との関連が指摘されている足趾把持力のみならず、最大値到達時間を加味した足趾把持機能が転倒を引き起こす可能性について、科学的に探究する意義と重要性が示唆された。

　本研究では、足趾把持機能と握力の比較に止まったが、下肢の代表的な筋である大腿四頭筋筋力やその最大値到達時間における加齢変化との比較検討が今後必要であろう。さらには、加齢に加えて障害を有した場合の足趾把持機能の変化についての検討が今後の課題である。

　なお、本研究の内容は「村田　伸，甲斐義浩，田中真一・他：健常成人と高齢者における足把持機能の比較. 理学療法科学，22(3)：341-344, 2007」に掲載された論文に加筆・修正を加えたものである。

第2節　地域在住高齢者の足趾把持力に関する研究
　　　　　―性差および年代別の比較―

　ヒトが安定した立位での活動を行うためには、足の把持機能が重要になる。足の把持機能、とくに足趾把持力が重要視されている。過去の研究における足趾把持力の測定は、既製の握力計の力点になるバーを足趾で把持して測定されているが、高齢者に用いる場合、足趾で掴みにくいという欠点があった。

　そこで著者らは、既製の握力計の力点となる部分にステンレス製の鋼線を取り付けることによって、高齢者でも把持しやすい独自の足趾把持力測定器を考案し、その測定値に再現性と妥当性があることを2002年に報告（村田ら, 2002）した。

　しかし、足趾把持力に関する研究は緒に就いたばかりであり、その性差や年代別の比較に関する報告は少ない。そこで今回、65歳以上の地域在住高齢者を対象に足趾把持力を測定し、足趾把持力の性差や年代別の比較を行った。なお本研究では、握力と下肢筋力の代表値として用いられることが多い大腿四頭筋筋力をあわせて測定し、足趾把持力と比較検討した。

1　対　象

　対象は、福岡県福智町方城地区に居住し、地域のミニデイサービス事業に参加している65歳以上の地域在住高齢者192名のうち、重度の認知症が認められない（Mini-Mental State Examinationで15点以上）189名（男性49名、女性140名、年齢平均74.6 ± 5.9歳）を対象とした（表4-4）。対象者には、事前に研究の趣旨と内容について十分に説明し、同意を得た後研究を開始した。なお、調査対象とした方城地区は、65歳以上の高齢者数が1,910名（高齢化率24.2%）であり、本研究の対象者はその地区の約1割に相当する。

表4-4　対象者の内訳

	男性 （n＝49）	女性 （n＝140）	全体 （n＝189）
平均年齢	74.1 ± 5.8	74.8 ± 6.0	74.6 ± 5.9
年齢区分（名）			
65 － 69 歳	9	30	39
70 － 74 歳	22	36	58
75 － 79 歳	11	36	47
80 － 84 歳	5	32	37
85 － 89 歳	2	6	8

②　測定方法

　測定は Mini-Mental State Examination を実施後、足趾把持力、握力、大腿四頭筋筋力を測定した。

　足趾把持力は、ヤガミ社製のひずみゲージを用いた足趾把持力測定器で測定した。ひずみゲージとは金属のひずみ量、応力（単位面積あたりにかかる力）を測定するために用いられるセンサーである。その利点は応答周波数が高く精密な値が抽出できること、出力が電気量のためデータ処理が容易であることなどがあげられる。また、高齢者では筋力発揮が非常に小さいことが予測されるが、この測定器を用いることによって、最小 0.1 kg からの足趾把持力が測定可能である。なお、本測定器から得られる測定値の再現性については、級内相関係数が 0.953 という高い再現性を確認している（村田ら，2006）。

　測定は、被験者の測定姿位を端座位、膝関節を 90 度屈曲した状態で実施した。測定に際して、予め母趾と第 5 趾の末節骨、第 2 ～ 5 趾の中節骨が足指把持バーにかかるように、足部調節ダイヤルで調節し、把持バーを足趾でしっかりと把持できることを確認した。測定は、測定方法を十分に習得させた後、利き足を 2 回測定した（図 4-2）。

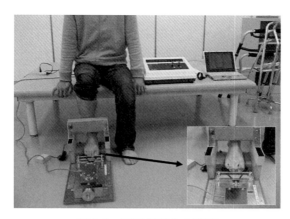

図4-2　足趾把持力の測定

　握力は、デジタル握力計（竹井機器工業製）を使用し、立位にて体側下垂位で利き手を2回測定した。

　大腿四頭筋筋力は、ハンドヘルドダイナモメーター（Jtech Medical 社製 Power Track II）を用い、被験者を坐位、膝関節90度屈曲位として、利き足の最大等尺性収縮筋力を2回測定した。

　なお、分析にはすべて2回測定したうちの最大値を採用した。

③　統計学的解析法

　抽出された測定値について、性差の検討には対応のないt-検定を用い、年代別の比較には一元配置分散分析およびScheffeの多重比較検定を行った。

　ただし、年代別の比較は性差の影響を考慮し、性別に検討すべきであるが、男性の対象者数が少なく年代区分にも偏りがあったため、本研究の分析から男性の測定値を除外した。また、女性の85歳以上の対象者数も6名と少なく除外したため、年代別の比較は女性の65〜69歳（30名）、70〜74歳（36名）、75〜79歳（36名）、80〜84歳（32名）の4区分の比較を行った。よって、年代別に比較した分析対象者は134名の女性高齢者である。

④ 結　果

1. 測定値の性差

　男性の足趾把持力は最低値 1.9kg、最高値 17.6kg、平均 8.8 ± 3.5 kg であり、5kg 未満の対象者は 3 名（6.1%）であった。女性のそれは最低値 0.8kg、最高値 11.1kg、平均 5.7 ± 2.3 kg であり、5kg 未満の対象者は 52 名（37.1%）に及んだ。それら測定値には統計学的に有意差（p<0.01）が認められ、男性の方が有意に強かった。また、握力と大腿四頭筋筋力においても性差が認められ、男性の方が有意（p<0.01）に強かった。なお、対象者の年齢における性差は認められなかった（表4-5）。

　また、男性の測定値を基準に女性の測定値を百分率で表すと、足趾把持力は64.8% であり、握力（67.0%）および大腿四頭筋筋力（68.1%）の割合と特異的な差は認められなかった（表 4-5）。

表4-5　性別の比較

	男性 （n = 49）	女性 （n = 140）		百分率 （%）
年　　齢（歳）	74.1 ± 5.8	74.8 ± 6.0	ns	
足趾把持力（kg）	8.8 ± 3.5	5.7 ± 2.3	**	64.8%
握　　力（%）	30.3 ± 6.0	20.3 ± 4.1	**	67.0%
大腿四頭筋筋力（kg）	26.3 ± 7.4	17.9 ± 5.6	**	68.1%

平均±標準偏差、対応のないt- 検定 **p<0.01
百分率は男性の平均値を 100 としたときの女性の平均値

2. 測定値の年代別比較

　足趾把持力は、加齢とともに徐々に低下し、有意な群間差（F=7.88, p<0.01）が認められた。多重比較検定では、80 〜 84 歳の群が他の年代と比較して有意（p<0.01）に低値を示した（図 4-3）。

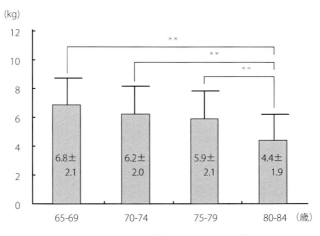

図4-3　足趾把持力の年代別比較

一元配置分散分析（F=7.88, p<0.01）、多重比較：Scheffe法
＊＊ p<0.01　＊ p<0.05

　握力ならびに大腿四頭筋筋力についても、加齢に伴い徐々に低下しており、有意な群間差（握力 F=7.57, p<0.01；大腿四頭筋筋力 F=5.87, p<0.01）が認められた。多重比較検定の結果、握力と大腿四頭筋筋力は、ともに65〜69歳の群が他の年代と比較して有意（p<0.01）に高値を示した（図4-4・4-5）。

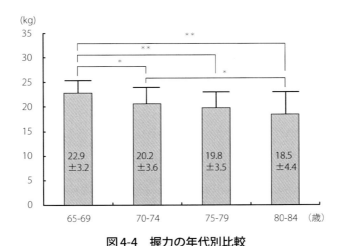

図4-4　握力の年代別比較

一元配置分散分析（F=7.57, p<0.01）、多重比較：Scheffe法
＊＊ p<0.01　＊ p<0.05

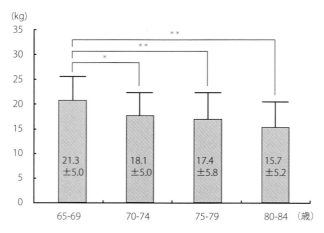

図 4-5　大腿四頭筋筋力の年代別比較

一元配置分散分析（F=5.87, p<0.01）、多重比較：Scheffe法
＊＊ p<0.01　＊ p<0.05

　さらに、検討した３つの筋力における年代毎の変化率を比較するために、65 〜 69 歳群の測定値を基準として、各年代の測定値を百分率で表した（図 4-6）。その結果、79 歳までは足趾把持力および握力より大腿四頭筋筋力の低下率が大きく、80 歳以上になると足趾把持力が急激に低下していた。よって、80 〜 84 歳群の筋力を 65 〜 69 歳群の筋力と比較すると、足趾把持力は 64.0% と最も低下しており、握力は 80.8%、大腿四頭筋筋力は 73.7% であった。

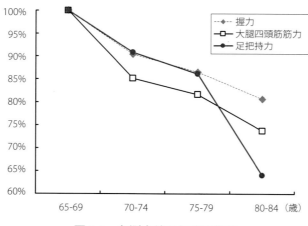

図 4-6　各測定値の年代別推移

65-69歳群の測定値を基準として、各年代の測定値を百分率で示す

第 4 章　高齢者の足趾把持力

⑤　考　察

　足趾把持力の性差については、男性の方が女性より強く、女性の足趾把持力は男性の 64.8% であった。筋力に性差があることは周知の事実であり、足趾把持力にも性差が認められたことは当然の結果といえる。また、握力や大腿四頭筋筋力における性差の割合が、足趾把持力の性差の割合と近似した値を示したことから、足趾把持力の性差は他の筋力と偏りがないことが確認された。

　高齢者の足趾把持力を測定している先行研究では、既製の握力計を改良して行われているものが多い。デジタル握力計を用いると 0.1kg 単位で正確な測定が可能であるが、5.0kg 未満の筋力は測定器の特性上測定ができない。一方、アナログの握力計を用いると 5.0kg 未満の筋力でも測定可能であるが、目盛りが 1.0kg 単位であるため、より正確な測定が困難である。本研究の女性対象者において、37.1% の被験者の足趾把持力が 5.0kg 未満であったことから、微小な足趾把持力が正確に測定できる測定器を使用する必要があろう。

　足趾把持力の加齢の影響を検討するために、65 ～ 84 歳までの女性対象者を 5 歳刻みの 4 区分に分類して比較した。その結果、同様に比較した握力や大腿四頭筋筋力とは異なる特徴が認められた。それは、79 歳までは年齢が増す毎に緩やかに低下するが、80 歳代になると急激な低下が認められたことである。この理由について、本研究で明らかにすることはできないが、高齢者特有の前屈姿勢とそれによって引き起こされる足圧中心位置の後方変位から下記の理由を推察した。

　Elble（1997）は、高齢者に特徴的な前屈み姿勢が脊柱の後彎と骨盤の後傾を伴うことにより、足圧中心位置に比べて重心線が後方へ変位していることを指摘した。また、安藤ら（1998）や岡田ら（2000）の研究では、この高齢者特有の姿勢が対象とした高齢者の約 60% に認められたと報告し、Hogan ら（1987）の研究では、前屈み姿勢・小刻み歩行・すり足歩行などの老人性歩行が、高齢者でも高齢であるほどに顕著となることを報告している。重心線が常に後方に位置した状態での歩行では、荷重が足底の後方（踵部）で行われるため、前足部の筋活動が慢性的に減少することが推測できる。これらのことから、本研究の 80 歳以上の対象者では、足趾把持力の廃用性の筋力低下が生じたものと推察した。

　一方、握力や大腿四頭筋筋力は、足趾把持力と比較して直線的な低下が認められた。ただし、その低下の割合は握力より大腿四頭筋筋力の方が大きい。筋力低下に対する加齢の影響は、上肢より下肢に著明であることが報告（宮谷ら，2000；丸山ら，1997）され、また宮谷ら（2000）は、屈筋群より伸筋群に加齢による筋力低下が顕著に表れると報告している。本研究結果は、これら先行研究を追認する結果となった。

51

またこれらの結果は、足趾把持力の変化が握力や大腿四頭筋筋力のように直線的な低下ではなく、80歳以降に顕著な低下を示したことが、加齢の影響に加えて廃用性の筋力低下を起こしている可能性を支持しているように考えられる。

これらの知見から、足趾把持力には性差が認められ、女性の足趾把持力は男性の約65%に過ぎないこと、また女性の足趾把持力は、加齢に伴い徐々に弱化が認められるが、とくに80歳以上でその低下が著しいことが見出された。後期高齢者、とくに80歳以上の高齢者では転倒リスクが高くなることが報告（市川ら，2003）されているが、この理由として足趾把持力の顕著な低下が考えられるため、80歳以上の高齢者における足趾把持力の評価ならびにトレーニングの重要性が示唆された。

ただし、本研究で検討した年代別の比較は、女性高齢者のみを対象としたものである。今後、男性の対象者数を増やし、今回の結果が男性にも適応できるのか否かについて検討する必要がある。また、80歳以降に足趾把持力の低下が顕著に出現するメカニズムについて、科学的に検証することが期待される。

なお、本研究の内容は「村田　伸，大山美智江，大田尾　浩・他：地域在住高齢者の足把持力に関する研究－性差および年代別の比較. 理学療法科学. 22(4)：499-503, 2007」に掲載された論文に加筆・修正を加えたものである。

第 5 章

足趾把持力と立位バランスとの関連

第1節　開眼片足立ち位での重心動揺と足部機能との関連
－健常女性を対象とした検討－

　ヒトの平衡機能は、真っ直ぐに立ち、スムーズな歩行ができる状態を正常とする（竹森，1990）。一般的に普及している平衡機能検査には、片足立ちや重心動揺の測定が挙げられる（時田，1986；松永，1986）。なかでも、片足立ちの測定は特別な装置を必要とせず、また簡便に行えるため、とくに高齢者の平衡機能検査として幅広く用いられている（Drusini ら；2002；種田，1996；内山ら，1998）。

　片足立ちは、開眼で30秒以上起立できない場合、および閉眼で30秒以内に3回以上床に足を着く場合が異常とされ（竹森，1990）、その基準値が明確にされていることや、長年の基礎データが蓄積されている点から有用と思える。また、片足立ち保持能力の低下が、高齢者の転倒を引き起こす可能性が報告（de Rekeneire ら，2003；Haga ら，1986；島田ら，2002）されており、その重要性から高齢者の身体機能評価として、欠くことのできない検査項目となっている。

　片足立ち保持能力とその関連要因についての研究は、高齢者を対象に行われている（奥住ら，2000；Nagasaki ら，1995；笠原ら，2001）。奥住ら（2000）は、握力を高齢者の総合的な筋力として表し、片足立ち能力と関連のあることを報告している。Nagasaki ら（1995）や笠原ら（2001）は、大腿四頭筋筋力の低下が片足立ち動作遂行の阻害因子となることを報告している。また、横山ら（1995）は、健常成人を対象とした研究から、足底の感覚と平衡機能との関連を明らかにしている。しかし、これらの先行研究は、上肢の筋力値であったり、下肢の筋力でも一部の筋力しか対象としておらず、片足立ちに影響を及ぼす要因を検証するためには、総合的に身体機能を測定し検討する必要がある。

　本研究は、片足立ちに影響を及ぼすことが考えられる下肢筋力（腸腰筋、大殿筋、中殿筋、大腿四頭筋、ハムストリングス、前脛骨筋、腓骨筋）、足趾把持力、足底感覚などを測定し、それぞれの因子と開眼片足立ち位での重心動揺との関連を検討した。

1　対　象

　被験対象者は、下肢に病的機能障害が認められないM専門学校に在学中の女子学生33名であり、年齢は20〜27歳、平均22.2 ± 2.6歳、平均身長159.0 ± 5.3 cm、平均体重50.4 ± 6.8 kgであった。なお、これら対象者には研究の目的と方法を十分

に説明し、参加は自由意思とした。

② 測定方法

1. 片足立ちによる重心動揺の測定法

　片足立ち位での重心動揺は、重心動揺計（Anima社製 Gravicorder GS‑10C）を用いて測定した。測定は利き足で2回行い、動揺の少ない値を代表値とした。測定時間は30秒で、重心動揺の評価には総軌跡長と外周面積を採用した。この際、被験者には裸足になること、両上肢はかるく体側につけること、2m前方の視線と同じ高さの点を注視することなどの条件の下で測定した（図5-1）。なお閉眼での測定は、30秒間の保持ができない被験者が多かったため行わず、開眼時のみの測定とした。

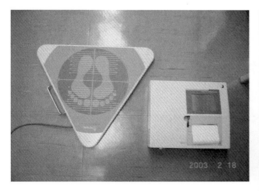
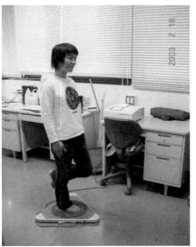

図5-1　重心動揺計と測定風景

2. 下肢筋力の測定法

　下肢の筋力は、Hand-held dynamometer；HHD（Jtech Medical社製 Power Track Ⅱ）を用いて、利き足の筋力を計測した。測定方法は、Daniels & Worthingham's MUSCLE TESTING 6th Edition（1996）の段階5に準じた肢位で、等尺性収縮筋力を2回測定し、その最大値N（ニュートン）を評価した。測定した筋は、腸腰筋、大殿筋、中殿筋、大腿四頭筋、ハムストリングス、前脛骨筋、腓骨

筋の7つとした。

3. 足趾把持力の測定法

足趾把持力は、自作した足趾把持力測定器（図2-1参照）を用いて被験者の利き足を2回測定し、その最大値を採用した（測定方法は図2-2参照）。

なお、この測定器から得られる測定値の再現性は、これまでに級内相関係数0.973という極めて高い再現性を確認している（村田ら，2002）。

4. 足底感覚（二点識別覚）の測定法

足底感覚は、二点識別覚を評価した。足底の二点を同時に触れた時、二点として識別できる最少の距離について、ノギス（ヤガミ社製マルチン式触角計）を用いて、利き足を測定した。測定部位は、踵部と母趾球部の2つとして、その平均値を評価した。なお、すべての検査は静寂な場所で行ない、余計な刺激が入らないよう留意した（図5-2）。

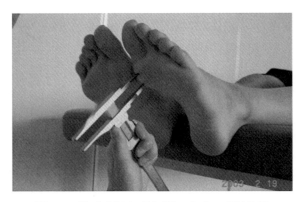

図5-2　株式会社ヤガミ製マルチン式触角計

5. 統計学的解析法

被験者33名の片足立ち位での重心動揺（総軌跡長と外周面積）と他の身体計測値との関係をピアソンの相関係数を用いて検討した。また、目的変数を片足立ち位での重心動揺（総軌跡長）、説明変数を腸腰筋筋力、大殿筋筋力、中殿筋筋力、大腿四頭筋筋力、ハムストリングス筋力、前脛骨筋筋力、腓骨筋筋力、足趾把持力、足底の二点識別覚とした重回帰分析のステップワイズ法（変数減少法）を用いて、

第5章　足趾把持力と立位バランスとの関連

片足立ち位での重心動揺に影響を及ぼす因子を抽出した。

なお、統計解析にはStatView5.0を用い、有意水準を5%とした。

③　結　果

1. 片足立ち位での重心動揺と各身体計測値との関連

表5-1に被験者33名の各測定項目の平均値と標準偏差、表5-2に各測定値間の
単相関分析を示した。片足立ち位での総軌跡長と有意な相関を示したのは、相関
係数が高い順に外周面積、二点識別覚、中殿筋筋力、足趾把持力、大腿四頭筋筋力
であり、他の測定値とは有意な相関を認めなかった。また、二点識別覚、中殿筋
筋力、足趾把持力、大腿四頭筋筋力は、外周面積とも有意な相関が認められた（表
5-2）。

表5-1　各測定項目の平均値と標準偏差

	平均値	標準偏差
総軌跡長（cm）	108.0	25.2
外周面積（cm²）	5.2	2.1
腸腰筋筋力（N）	315.4	45.3
大殿筋筋力（N）	240.5	69.1
中殿筋筋力（N）	313.3	77.0
大腿四頭筋筋力（N）	324.2	74.4
ハムストリングス筋力（N）	145.0	39.0
前脛骨筋筋力（N）	180.0	61.5
腓骨筋筋力（N）	117.0	33.9
足趾把持力（kg）	10.2	3.3
二点識別覚（mm）	34.0	11.9

57

表5-2　各変数間の相関分析

	総軌跡長	外周面積	腸腰筋	大殿筋	中殿筋	大腿四頭筋	ハムストリングス	前脛骨筋	腓骨筋	足趾把持力
外周面積	0.67**									
腸腰筋	-0.15	-0.17								
大殿筋	-0.30	-0.16	0.48**							
中殿筋	-0.42**	-0.44**	0.46**	0.59**						
大腿四頭筋	-0.43**	-0.41**	0.68**	0.45**	0.65**					
ハムストリングス	-0.16	-0.23	0.58**	0.47**	0.47**	0.56**				
前脛骨筋	-0.17	-0.13	0.40*	0.40*	0.42**	0.47**	0.47**			
腓骨筋	-0.27	-0.43**	0.54**	0.43**	0.56**	0.63**	0.43**	0.65**		
足趾把持力	-0.53**	-0.45**	0.11	0.26	0.25	0.11	0.23	-0.05	0.09	
二点識別覚	0.67**	0.64**	0.09	-0.01	-0.13	-0.18	-0.06	-0.06	-0.10	-0.21

** : $p < 0.01$, * : $p < 0.05$

2. 片足立ち位での重心動揺に影響を及ぼす因子の抽出

　ステップワイズ重回帰分析（変数減少法）により、片足立ち位での重心動揺に影響を及ぼす因子として抽出された項目は、足趾把持力と二点識別覚の2項目であり、標準偏回帰係数は順に 0.49、0.43 であった。

　回帰分析によって採用された足趾把持力と二点識別覚の2つの変数により作成される重回帰式は、「片足立ち位での重心動揺 = 116 − 3.81 × 足趾把持力 + 0.98 × 二点識別覚」であった。この回帰式の重相関係数は 0.79（$p < 0.001$）であり、有意な相関が認められた。これは、足趾把持力が強いほど、また、二点識別覚が鋭いほどに片足立ち位保持が安定していることを示している。

④　考　察

　片足立ちの測定は、高齢者の平衡機能検査として幅広く用いられ、その能力の低下が転倒の危険性を増大させることを示唆した報告（de Rekeneire ら，2003；Haga ら，1986；島田ら，2002）がある。しかし、片足立ち測定の臨床的意義の高さは報告されているが、片足立ち能力に影響を及ぼす因子についての報告は十分になされていない。そこで今回、片足立ちに影響を及ぼすことが考えられる下肢筋力（腸腰筋、大殿筋、中殿筋、大腿四頭筋、ハムストリングス、前脛骨筋、腓骨筋）、足趾把持力、

足底の二点識別覚を測定し、それぞれの因子と片足立ち位での重心動揺との間の関連を検討した。

　本研究での片足立ちの評価は、片足立ち保持 30 秒間における総軌跡長と外周面積によって行った。総軌跡長は、床反力足圧中心点の総移動距離を表し、外周面積は、床反力足圧中心点の移動した外周の線で囲まれる面積を表すが（Ring ら，1998）、どちらも、重心動揺の程度を表す代表的な値として、多くの先行研究で採用されている（Ring ら，1998；Ratliffe ら 1987；浅井ら，1989）。今回対象とした健常成人女性 33 名の片足立ち保持 30 秒間の総軌跡長は平均 108.0 cm、外周面積は 5.2 cm^2 であった。先行研究において、片足立ち位での重心動揺の測定はほとんど行われておらず、今回の結果からは対象者の片足立ち保持能力を一般化することはできない。ただし、すべての対象者が 30 秒間の検査に耐え得る片足立ち保持能力を有していたことから、今回対象とした 33 名の片足立ち保持能力は正常範囲にあると考えられた。

　また、二点識別覚の平均値は 34.0 mm であった。足底の二点識別覚の標準値について、正確に示された報告は見当たらないが、足底に最も近い足背部の二点識別覚（40.0 mm 〜 47.0 mm）（吉元ら，1996）と比較すると、本対象例における足底の二点識別覚は、正常範囲にあると推察できる。さらに、今回測定した足趾把持力の平均値は 10.2 kg であり、著者らが他の健常成人女性 60 名（平均年齢 21.2 歳 ± 2.2）を対象に測定した足趾把持力値（8.3 ± 2.8 kg）（村田ら，2002）と近似した結果が得られた。これらのことより、今回対象とした 33 名の身体能力は、一般的な健常成人女性の身体能力を有しているものと考えられた。

　本研究における下肢筋力テストには HHD を用いた。近年、HHD の信頼性や妥当性についての報告（Bohannon ら，1997；坂上，2003；平澤ら，2002）が散見されるが、坂上（2003）は比較的低筋力の測定であれば、トルクマシーンと同等の精度を有し、測定値に信頼性や妥当性があると述べている。そこで本研究では、被験者のすべてを男性の 70% 程度の筋力値とされる女性（平澤ら，2002）に限定し、かつ検者間の測定誤差をなくすため、筋力測定は 1 人の男性検者が担当した。測定値の信頼性を下肢筋力の内的整合性で検討したが、7 つの下肢筋力が互いに有意な正の相関（r ＝ 0.40 〜 0.68）を示したことから、信頼できる筋力値を検出できたと推察した。

　今回の結果によると、独立して片足立ち能力に影響を及ぼす因子として抽出されたのは、足底の二点識別覚と足趾把持力の 2 項目であり、二点識別覚は短いほど、足趾把持力は強いほどに片足立ち位での重心動揺が安定しているという関係が統計学的に認められた。幾多の先行研究において、足底部の感覚情報がヒトの立位姿勢調整に重要な役割を果たすことが報告（横山ら，1995；浅井ら，1991；片平ら，

1987：山口ら，1989）されている。浅井ら（1991）や横山ら（1995）は足部を冷却し、足底の感覚情報入力を減少させることにより、立位での重心動揺が有意に増大したと報告している。また、片平ら（1987）は足底部の皮膚感覚について、姿勢の安定度が低い状態では皮膚感覚の情報の果たす役割が増大すると報告している。今回の結果も、これら先行研究と一致した。

　また、足趾把持力と片足立ちとの関係についても、その関連が報告されている。山口ら（1989）は健常成人を対象として、片足立ち位での重心動揺と足底屈筋力および足趾把持力との関連を検討している。その結果、足底屈筋力は重心動揺と有意な相関を認めなかったが、足趾把持力と重心動揺との間には有意な相関が認められたと報告している。著者らもまた、虚弱高齢者女性52名に対して行った足趾把持力トレーニングによって、片足立ち保持時間の延長が認められたことから、足趾把持力と片足立ちとの関連を報告（村田ら，2004）している。今回の結果も、これら先行研究を支持するものであった。

　一方、大腿四頭筋などの主要な下肢の筋力は、他の関連要因の影響を補正して検定する重相関分析では、片足立ちとの間に有意な相関は認められなかった。この結果は、高齢者を対象に行ったDaubneyら（1999）やNagasakiら（1995）の片足立ちと下肢筋力との間に、有意な相関を認めたとする研究結果とは矛盾した。これら先行研究と本研究との相違点は、対象者の年齢とそれに伴う片足立ち能力である。例えば、Daubneyら（1999）が研究対象としたのは、65〜91歳までの高齢者（平均年齢74.8歳±6.1）であり、片足立ち能力も30秒間の片足立ち位保持ができた対象例は少なかった。これに対し、本対象例はそのすべてが30秒以上の片足立ち位保持が可能であり、安定した片足立ち能力を有する健常成人であった。笠原ら（1998）は、片足立ち位保持が不良な場合に下肢筋力水準と有意な相関を認めたが、片足立ち位保持が良好な場合は、下肢筋力水準との関連を認めなかったと報告している。

　これらの知見より、片足立ち位保持が良好な対象例では、大腿四頭筋などの下肢の主要な筋力よりも、足趾および足底の機能である足趾把持力や足底の二点識別覚の方が、片足立ち位での重心動揺に影響を与えていることが示唆された。すなわち、片足立ち保持が30秒以上可能な対象者の片足立ち能力をより高めるためには、下肢の主要筋力を強化するよりも、足底感覚や足趾把持力をトレーニングすることの重要性が示唆された。

　なお、本研究の内容は「村田　伸：開眼片足立ち位での重心動揺と足部機能との関連―健常女性を対象とした検討. 理学療法科学，19(3)：245-249, 2004」に掲載された論文に加筆・修正を加えたものである。

第 5 章　足趾把持力と立位バランスとの関連

●●●●●●
●●●●●
●●●●　　**第 2 節　地域在住女性高齢者の開眼片足立ち保**
●●●●　　　　　　**持時間と足趾把持力との関連**
●●
●

　片足立ちの測定は特別な装置を必要とせず、また簡便に行えるため、とくに高齢
者の平衡機能検査として幅広く用いられている（Drusini ら，2002；種田，1996；内
山ら，1998）。また、片足立ち保持能力の低下が高齢者の転倒を引き起こす可能性が
報告（de Rekeneire ら，2003；Haga ら，1986；島田ら，2002）されており、その重要
性から、高齢者の身体機能評価として欠くことのできない検査項目となっている。

　先行研究（村田，2004）において、健常成人女性を対象に片足立ち位での重心動
揺に影響を及ぼす要因について、ステップワイズ重回帰分析を行った結果、代表
的な下肢の筋力（腸腰筋、大殿筋、中殿筋、大腿四頭筋、ハムストリングス、前脛骨
筋、腓骨筋）よりも、足趾把持力と足底の二点識別覚が関連要因として抽出された。
すなわち、健常な成人女性の片足立ちバランスに重要な機能は、大腿部や下腿部の
大きな筋群よりも足趾把持力であることが示された。ただし、先行研究で得られた
結果が高齢者にも当てはまるとは限らない。高齢者は、加齢に伴い片足立ち保持時
間の短縮が著明に生じることがすでに明らかにされている（村田ら，2007）。よっ
て、立位バランスが低下し、転倒の危険性が高まる高齢者を対象に検証する必要が
ある。

　そこで本研究は、地域在住女性高齢者を対象に上下肢筋力や柔軟性、足底感覚な
どの身体機能評価ならびに注意機能に関する検査を行い、それぞれの因子と開眼片
足立ち保持時間との関連を検討した。

① 対　象

　対象は福岡県福智町に居住し、地域のミニデイサービス事業に参加してい
る 60 歳以上の地域在住女性高齢者で、重度の認知症が無く（Mini-Mental State
Examination が 21 点以上を対象）、測定データに欠損値がなかった 56 名（平均年齢
74.8 ± 6.3 歳、平均体重 50.2 ± 9.8kg）を対象とした。ここでのミニデイサービス事
業とは、隣保館高齢者交流事業に位置づけられ、住民の自主性に任せた活動（参加
者相互の情報交換や食事など）を毎月 1 回の頻度で 4 時間程度行っている。

　対象者の募集は、町内会報による募集のみならず、ミニデイサービス事業を担当
している役場職員や社会福祉協議会職員、および地域の高齢者リーダーから積極的
に参加を呼びかけてもらう、いわゆるプロアクティブな募集（大山ら，2007）が行わ

61

れた。対象者には、研究の趣旨と内容について口頭と書面で説明し、同意を得て研究を開始した。なお、調査は地域内の公民館あるいは役場併設の体育館で実施したが、対象者は自家用車や自転車、あるいは徒歩によって自ら調査に参加できる高齢者であった。

② 測定方法

1. 片足立ち保持時間の測定法

　片足立ち保持時間の測定は、開眼片足立ち位で姿勢保持できる時間について、120秒を上限としてデジタルストップウォッチを用いて測定した。この際、被験者には裸足になること、両上肢はかるく体側につけること、2 m前方の視線と同じ高さの点を注視することなどの条件の下で測定した（図5-3）。

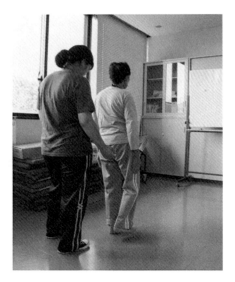

図5-3　片足立ち保持時間の測定

2. 上下肢筋力の測定法

　上下肢の筋力として握力、大腿四頭筋筋力、足趾把持力を測定した。
　握力の測定は、デジタル式握力計（竹井機器工業製）を用いて、立位で左右の上肢を体側に垂らした状態で測定した。
　大腿四頭筋筋力は、ハンドヘルドダイナモメーター（アニマ社製等尺性筋力測

定装置μTas F-1）を用い、被験者を坐位、膝関節90度屈曲位として、その最大筋力を測定した（図5-4）。

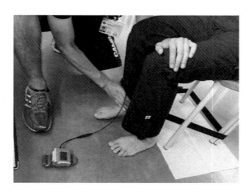

図5-4　大腿四頭筋筋力の測定

　足趾把持力は、被験者に端座位をとらせ、膝関節を90度屈曲した姿勢で足趾把持力測定器を用いて測定した（図2-6参照）。なお、この測定器から得られる測定値の再現性については、これまでに級内相関係数が0.953という極めて高い再現性を確認している（村田ら，2006）。

3. 足底感覚の測定法
　足底感覚検査は、Semmes-Weinstein Monofilamentsを用いたタッチテスト法により、第1足趾先端部の触圧覚閾値を測定した。タッチテストでは、20種類の異なる直径のfilamentを皮膚に1秒間押し当て、感知可能なfilament直径の最小値を触圧覚閾値データとして採用した。各filamentから皮膚に加えられる負荷量は、それぞれlog10mgで表される。また、タッチテストはfilament毎に同一部位で3回実施され、3回の刺激すべてを感知できた場合を可とした。

4. 柔軟性の測定法
　柔軟性は、長座位体前屈距離をデジタル式長座位体前屈測定器（竹井機器工業製）を用いて評価した（図5-5）。

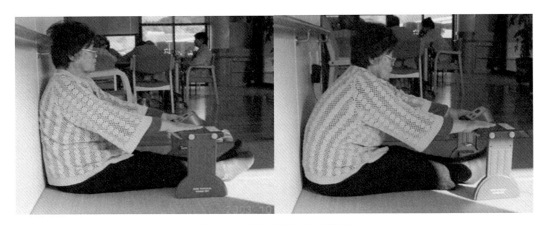

図5-5　身体の柔軟性の計測

5. 注意機能の測定法

　注意機能の評価には、Trail making test - Part B（TMT-B）を用いた。TMT-Bは元来 Army individual test battery（1944）に含まれていたもので、主に注意の選択機能を視覚的に評価する尺度として広く用いられ（鹿島ら，1986）、注意機能の机上検査法としての信頼性と妥当性がすでに確認されている（Lezak, 1995；Heilbronner ら, 1991；Tombaugh, 2004；Amodio, 2002）。TMT-B の実施方法は、紙面上にランダムに配置された1から13までの数字と「あ」から「し」までのひらがなを小さい方から順に交互（1→あ→2→い→3→う）に線で結んでいく。評価はスタートから順にすべてを結ぶまでの時間を測定し、その所要時間を指標とした。

　なお、測定肢はすべて右上下肢であり、足底感覚と注意機能以外の測定はすべて2回測定し、その最大値を採用した。足底感覚と注意機能は測定値が小さいほど良好な状態を示すが、その他の測定値は数値が大きいほど高い身体能力であることを示す。

6. 統計学的解析法

　被験者56名の片足立ち保持時間と他の測定値との関係について、ピアソンの相関係数を用いて検討した。さらに、目的変数を片足立ち保持時間、説明変数を年齢、握力、大腿四頭筋筋力、足趾把持力、足底感覚、柔軟性、注意機能とした重回帰分析のステップワイズ法（変数減少法）を用いて、片足立ち保持時間に影響を及ぼす因子を抽出した。なお、統計解析にはStatView5.0を用い、有意水準を

5%とした。

③ 結　果

1. 開眼片足立ち保持時間と各測定値との関連

　表5-3に被験者56名の各測定項目の平均値と標準偏差、表5-4に各測定値間の単相関分析の結果を示した。片足立ち保持時間と有意な相関を示したのは、相関係数が高い順に足趾把持力、年齢、注意機能、大腿四頭筋筋力、握力であり、柔軟性と足底感覚とは有意な相関は認められなかった。

表5-3　各項目の測定結果（n=56）

	平均値	標準偏差
片足立ち保持時間（秒）	29.6	21.7
握力（kg）	19.3	4.6
大腿四頭筋筋力（kg）	15.4	6.2
足趾把持力（kg）	4.9	2.1
柔軟性（cm）	34.5	7.3
足底感覚（g）	4.2	0.4
注意機能（秒）	211.1	85.6

表5-4　各変数間の単相関分析（n=56）

	片足立ち保持時間	年齢	握力	柔軟性	足趾把持力	四頭筋筋力	足底感覚
年齢	-0.45**						
握力	0.27*	-0.11					
柔軟性	-0.12	-0.09	0.21				
足趾把持力	0.61**	-0.22	0.54**	0.21			
四頭筋筋力	0.38**	-0.15	0.51**	0.24	0.53**		
足底感覚	-0.21	0.41**	-0.15	-0.17	-0.28*	-0.09	
注意機能	-0.45**	0.42**	0.05	-0.20	-0.13	-0.16	0.21

$**p<0.01, *p<0.05$

2. 開眼片足立ち保持時間に影響を及ぼす因子の抽出

　ステップワイズ重回帰分析（変数減少法）により、片足立ち保持時間に影響を及ぼす因子として抽出された項目は、足趾把持力と年齢の２項目であり、標準偏回帰係数は順に 0.55、-0.25 であった。

　重回帰分析によって採用された足趾把持力と年齢の２つの変数より作成される重回帰式は、「片足立ち保持時間 = 87.91 +（8.71 × 足趾把持力）−（1.35 × 年齢）」であり、この重回帰式の決定係数（R^2）は 0.47 で有意（$p<0.01$）であった。これは足趾把持力が強いほど、年齢が若いほどに、片足立ちで保持できる時間が長いことを示している。

4 　考　察

　本研究では、高齢者の片足立ち保持時間に影響を及ぼすことが考えられる年齢、上下肢筋力（握力、大腿四頭筋筋力、足趾把持力）、足底感覚、柔軟性、注意機能を測定し、それぞれの因子と片足立ち保持時間との関連を検討した。

　本研究における単相関分析の結果、片足立ち保持時間と有意な相関が認められたのは、年齢、握力、大腿四頭筋筋力、足趾把持力、注意機能の５項目であった。片足立ち保持能力と上下肢筋力との関連については、すでに先行研究で報告（奥住ら，2000；Nagasaki ら，1995；笠原ら，2001）されており、今回の結果もそれら先行研究を追認した。なかでも、足趾把持力との相関係数は、今回測定した項目のなかで最も高かった。足趾把持力とは、地面を足趾・足底で掴む力であり、短母趾屈筋、長母趾屈筋、虫様筋、短趾屈筋、長趾屈筋などの作用により起こる複合運動である（村田ら，2002）。著者らは、健常成人女性を対象に、片足立ち位での重心動揺に影響を及ぼす因子について、重回帰分析などによって検討した結果、足趾把持力が最も影響する因子であることを見出しており（村田ら，2004）、このことについても矛盾しない。

　その他、年齢は低いほど、注意機能は高いほどに片足立ち保持時間が長いことが見出された。著者らは、地域在住の後期高齢者（75 歳以上）85 名の身体機能を調査し、前期高齢者（65 〜 74 歳）96 名と比較した結果、加齢に伴い片足立ち保持時間の短縮が著明に認められることを明らかにしている（村田ら，2007）。また、注意機能との関連が指摘されている dual- task（Woollacott ら，2002）下における活動中の身体動揺が増大するという報告（村田ら，2005；山田ら，2006）が散見される。本結果も先行研究と矛盾しなかった。

　一方、柔軟性と足底感覚については、片足立ち保持時間との間に有意な相関が認

第5章　足趾把持力と立位バランスとの関連

められなかった。本研究における柔軟性は、長座体前屈距離を指標としたが、長座体前屈距離の測定は、Cureton が 1941 年に水泳選手の基礎的身体能力の指標として用いられたことより始まる（波多, 1997）。さらに、1970 年代に入り、日本を含めた世界各国に普及したテスト法である（波多, 1997）。しかし、近年の報告では、長座体前屈距離の測定は、上下肢の長さや足部の固定などにより影響を受けやすいことや、長座体前屈距離と歩行速度などの運動能力とは、相関関係が認められないなどの問題点が指摘されている（諸橋, 1999）。著者らが行った先行研究においても、在宅高齢者の長座体前屈距離と他の身体能力値との関連は乏しい（村田ら, 2005）。本結果においても長座体前屈距離は、片足立ち保持時間のみならず、すべての測定値と相関が認められなかった。これらのことから、本研究で用いた長座体前屈距離の測定は、高齢者の身体能力を評価する項目としては適切でないのかもしれない。

　従来から、足底感覚と片足立ち保持時間との関連については、健常成人を対象に検討されてきた。横山ら（1995）や浅井ら（1991）は足部を冷却し、足底の感覚情報入力を減少させることにより、立位での重心動揺が有意に増大したと報告している。また、片平ら（1987）は足底部の皮膚感覚について、姿勢の安定度が低い状態では皮膚感覚の情報の果たす役割が増大すると報告している。著者らもまた、健常成人女性における片足立ち位での重心動揺に影響を及ぼす要因の一つが、足底感覚であることを見出している（村田ら, 2004）。しかし、本研究では足底感覚と片足立ち保持時間との関連は認められず、先行研究と矛盾する結果となった。この理由について本研究では明らかにできないが、つぎの理由を推察した。本研究と先行研究との相違点は、その研究対象者が先行研究では健常成人であるのに対して、本研究では高齢者を対象としたことである。若年者に比べ高齢者では、開眼と閉眼における片足立ち保持能力の差が大きいことは周知の事実である。このことから、若年者では足底からの感覚情報を効果的に姿勢制御に使用しているが、高齢者の場合、足底からの感覚情報のみでは、片足立ちを保持するための情報が不足していることが考えられる。とくに高齢者では、足底の感覚情報よりも視覚からの情報を優位に姿勢制御に使用しているのかもしれない。

　さらに、各項目間の交絡関係を調節した重回帰分析によって、片足立ち保持時間に独立して影響を及ぼす因子として抽出されたのは、足趾把持力と年齢の 2 項目であり、足趾把持力は強いほど、年齢は若いほどに片足立ちが安定しているという関係が認められた。単相関分析によって、片足立ち保持時間と有意な関連が認められた握力、大腿四頭筋筋力、注意機能の 3 項目は、交絡関係を調節した重回帰分析では有意ではなかった。上下肢筋力の指標とした握力、大腿四頭筋筋力、足趾把持力の内部相関係数はそれぞれ 0.5 を超えており、今回測定した説明変数間の単相関分

67

析のなかで最も高い相関を示した。これは大腿四頭筋筋力や握力が強いほど足趾把持力も強いことを示し、このことが単変量の解析における見かけ上の関連につながったと考えられる。同様に、注意機能と年齢との間にも有意な相関が認められるため、注意機能が重回帰分析における片足立ち保持時間の関連要因として抽出されなかったものと推察した。

　これらの知見より、地域在住の女性高齢者では、上下肢筋力の代表値として頻繁に用いられる握力や大腿四頭筋筋力よりも、足趾把持力の方が片足立ち保持時間に影響を与えていることが示唆された。すなわち、地域在住女性高齢者の片足立ち能力を高めるためには、上下肢の主要筋力を強化するよりも、足趾把持力をトレーニングすることの重要性が示唆された。

　なお、本研究の内容は「村田　伸，大山美智江，大田尾　浩・他：地域在住女性高齢者の開眼片足立ち保持時間と身体機能との関連. 理学療法科学, 23（1）：79- 83, 2008」に掲載された論文に加筆・修正を加えたものである。

第3節　地域在住高齢者が開眼片足立ちで 30秒間保持できることの意義

　片足立ち保持時間の測定は、特別な装置を必要とせず簡単に測定できるため、最も普及している平衡機能検査である（松永, 1986）。なかでも、その評価の簡便性から高齢者の平衡機能検査として幅広く用いられている（Drusiniら, 2002；種田, 1996；内山ら, 1998）。

　片足立ちは、開眼で30秒以上起立できない場合が異常（竹森, 1990）とされ、その基準値が明確にされていることや、長年の基礎データが蓄積されている点から有用と考えられる。また、片足立ち保持能力の低下が、高齢者の転倒を引き起こす要因となり得ることが報告（de Rekeneireら, 2003；Hagaら, 1986；島田ら, 2002）され、その評価の重要性が示唆されている。しかし、従来の報告では過去の転倒歴における有無別の比較から、片足立ち保持時間の低値が転倒要因として見出されたに過ぎず、片足立ちの正常と異常の臨界値である開眼片足立ちで30秒間保持できることの意義について検討した報告は少ない。笠原ら（2001）は、30秒間の片足立ち保持の可否と下肢筋力との関連を報告し、岩月ら（2001）は、重心移動距離との関連を報告している。しかし、これらの報告は下肢筋力や重心動揺といった一部の体力指標との関連を検討したに過ぎず、また転倒との関連についても検討されてはいない。

　そこで本研究は、地域在住高齢者を対象に片足立ち保持時間、上下肢筋力や柔軟性などの身体機能評価ならびに転倒歴に関する調査を行い、開眼片足立ちで30秒間保持できることの臨床的意義について検討した。

① 対　象

　被験対象者は、某高齢者福祉センターの囲碁クラブに所属している60歳以上の地域在住高齢者21名である。年齢は平均 70.7 ± 5.4 歳、平均身長 162.9 ± 5.9 cm、平均体重 59.3 ± 10.3 kg であった。対象者の選択に当たり、要介護認定を受けていないこと、定期的な通院をしていないこと、明らかな身体障害がないこと、認知症の診断を受けていないことを条件とした。なお、本研究の対象者はすべて男性であった。

　対象者には、研究の趣旨と内容について説明し、理解を得た上で協力を求めたが、研究への参加は自由意思であり、被験者にならなくても不利益にならないことを書面と口頭で十分に説明した。なお、データはコンピューターで処理し、研究の目的

以外には使用しないことおよび個人情報の漏洩に注意した。

② 測定方法

1. 身体機能評価

　片足立ち保持時間の測定は、開眼片足立ち位で姿勢保持できる時間について、30秒を上限としてデジタルストップウォッチを用いて左右2回ずつ測定し、その最長時間を採用した。この際、被験者には裸足になること、両上肢はかるく体側につけること、2m前方の視線と同じ高さの点を注視することなどの条件の下で測定した。

　握力の測定は、デジタル式握力計（竹井機器工業製）を用いて、立位で測定した。左右の上肢を体側に垂らした状態で最大握力を左右2回ずつ測定し、その最大値を握力値（kg）とした。

　足趾把持力は、被験者に端座位をとらせ、膝関節を90度屈曲した姿勢で足趾把持力測定器を用いて左右2回ずつ測定し、その最大値を採用した（図2-6参照）。なお、この測定器は株式会社ヤガミの協力を得て著者らが作成したものを用いた。この測定器から得られる測定値の再現性については、これまでに級内相関係数が0.953という極めて高い再現性を確認している（村田ら，2006）。

　足関節背屈角度の測定は、端坐位で膝関節を十分に屈曲した後、自動運動による背屈角度を日本整形外科学会（1974）ならびに日本リハビリテーション医学会（1995）が定めた方法により測定した。すなわち、基本軸を腓骨への垂直線、移動軸を第5中足骨として、ゴニオメーターを用いて左右を測定し、その最大値を足関節背屈角度とした。

　身体の柔軟性は、長座位体前屈距離を指標としたが、デジタル式長座位体前屈測定器（竹井機器工業製）を用いて測定（cm）した。

　なお、すべての検査は静寂な場所で行ない、余計な刺激が入らないよう留意した。

2. 転倒経験とニアミス経験の聞き取り

　最近1年間における転倒歴と転倒のニアミス経験の有無について、面接聞き取り調査を行った。本研究における転倒とは、Gibson（1990）の定義に従って「自分の意思からではなく、膝や上肢あるいは臀部や腰などの身体部分が床面や地面などのより低い面に接触した場合」とした。ただし、臥床時のベッドからの転落等による転倒は除外した。また、ニアミス経験とは、転倒事故には至らないまで

第 5 章　足趾把持力と立位バランスとの関連

も、転倒しそうになった経験（例えば、段差に躓いたけれども転ばなかった、濡れた床面で足が滑ったけれども転ばなかったなど）と定義（村田ら，2005；村田ら，2006）した。

3. 統計学的解析法

開眼片足立ち保持時間が、左右ともに 30 秒間可能であった片足立ち 30 秒保持可能群と 30 秒間の保持ができなかった不可能群の 2 群に分けて、それぞれの年齢、身長、体重、握力、足趾把持力、足関節背屈角度、長座位体前屈距離を対応のない t- 検定で比較した。また、片足立ち 30 秒可能群と不可能群における転倒とニアミス経験の発生率を比較した。なお、統計解析には StatView5.0 を用い、有意水準を 5% とした。

③　結　果

1. 片足立ち 30 秒保持可能群と不可能群における測定値の比較

被験者 21 名のうち、両足とも 30 秒間の片足立ち保持が可能であった高齢者は 11 名であり、保持できなかった高齢者は 10 名であった。なお、保持できなかった 10 名の片足立ち保持時間は平均 12.3 ± 8.2 秒であった。

片足立ち 30 秒保持可能群と不可能群の身体機能を比較すると、30 秒保持可能群の足趾把持力値は有意（p<0.01）に大きかったが、握力、年齢、身長、体重、足関節背屈角度、長座位体前屈距離の 6 項目には有意差が認められなかった（表 5-5）。

表 5-5　片足立ち 30 秒保持可能群と不可能群の比較

	可能群（n＝11）	不可能群（n＝10）	p値
年　　齢（歳）	69.3 ± 5.3	72.2 ± 5.2	ns
身　　長（cm）	165.1 ± 3.5	162.5 ± 6.3	ns
体　　重（kg）	60.4 ± 10.4	58.1 ± 10.5	ns
握　　力（kg）	35.2 ± 5.8	30.7 ± 5.9	ns
足趾把持力（kg）	11.3 ± 3.6	6.3 ± 2.3	p<0.01
背屈角度（度）	20.5 ± 3.5	18.5 ± 5.8	ns
長座体前屈距離（cm）	19.9 ± 5.1	20.0 ± 10.9	ns

2. 転倒およびニアミス経験の有無

被験者21名のうち、最近1年間に転倒を経験した高齢者は3名（14.3%）であり、転倒に至らないまでも転倒のニアミスを経験したのは8名（38.1%）であった。

転倒を経験した3名は、すべて30秒間の片足立ちが不可能だった者であり、片足立ち30秒保持可能群には、最近1年間に転倒を経験した者はいなかった。一方、転倒のニアミスを経験した8名は、4名が片足立ち30秒保持可能群であり、残る4名が不可能群であった。なお、ニアミス経験の発生率に有意差は認められなかった（Fisher's exact probability test, p=0.99）。

④　考　察

高齢者にとって十分な平衡機能を有することは、公共交通機関の利用や趣味・スポーツ活動を含めた広い生活範囲と高い Quality of Life を保証する（内山ら，1999）。よって平衡機能検査は、高齢者の体力検査のなかでも重要な位置を占める。とくに、片足立ち保持時間の測定は、その評価の簡便性から高齢者の平衡機能検査として普及している。

本研究では、片足立ちの正常と異常の臨界値である開眼片足立ちで30秒間の保持ができることの臨床的意義について、地域在住高齢者を対象に検討した。片足立ちでの保持が、30秒間可能であった11名と不可能であった10名の身体能力値を比較すると、足趾把持力は30秒間保持可能群が有意に強く、他の項目には有意差が認められなかった。すなわち、片足立ちで30秒間の保持ができるか否かは、今回測定した項目のなかでは足趾把持力に最も影響されることが示唆された。

片足立ち保持能力とその関連要因について、高齢者を対象に行われた先行研究（de Rekeneire ら，2003；Nagasaki, 1995）によれば、笠原ら（2001）や Nagasaki ら（1995）は、下肢筋力の低下が片足立ち動作遂行の阻害因子となることを報告している。今回の結果もそれら先行研究を追認した。とくに、下肢筋力の指標とした足趾把持力値は、2群間に明らかな差が認められた。足趾把持力とは、地面を足指・足底で掴む力であり、短母趾屈筋、長母趾屈筋、虫様筋、短趾屈筋、長趾屈筋などの作用により起こる複合運動である。著者らは、健常成人を対象に、片足立ち位での重心動揺に影響を及ぼす因子について検討した結果、足趾把持力が最も影響する因子であることを見出した（村田ら，2004）。本研究においても、先行研究を支持する結果となった。

一方、足関節背屈角度や長座位体前屈距離には、2群間に有意差が認められなかった。諸橋（1999）は、老人ホームに入所中の高齢者を対象として、身体の柔軟性と下

肢筋力や平衡機能を含めた運動能力を調査し、柔軟性と各運動能力との間に関連がないことを報告している。今回の結果も、先行研究の結果と矛盾しなかった。

本対象例における過去1年間の転倒発生率は14.3%であった。わが国における転倒発生率について、安村ら（1991）、真野（1999）、畑山ら（2004）は文献レビューを行っているが、いずれも10～20%前後であることから、本対象例の転倒発生率に偏りがないことが示唆された。

本研究における転倒経験者は、すべて30秒間の片足立ち保持が不可能な者であり、片足立ち保持が30秒間可能な者には転倒した者はいなかった。このことから、開眼片足立ちが30秒間保持可能であれば、転倒を予防できる可能性が示された。

一方、転倒のニアミス経験の発生率には、片足立ち30秒保持可能群と不可能群に有意差は認められなかった。高齢者は転倒には至らないまでも転倒しそうになった経験、すなわち転倒のニアミスを経験している場合も少なくなく、そのニアミス経験が転倒事故に進展してしまう可能性が報告（村田ら，2005）されている。転倒のニアミス経験が、転倒の危険信号だと考えれば、転倒予防を主目的とした調査研究には、身体機能評価に精神・認知機能評価を含めた検討が必要であろう。

本研究の結果から、地域在住高齢男性において、開眼片足立ち保持が30秒間可能か否かは足趾把持力に関連があること、また開眼片足立ち保持が30秒間可能であれば、転倒を予防できる可能性が示された。これらの知見は、高齢者の転倒予防を目的とした健康増進プログラムを立案する場合、開眼片足立ちで保持できる目標時間を30秒とすることの科学的根拠を示し、そのアプローチとして足趾把持力トレーニングが有効である可能性が示された。

ただし、本研究の対象者数は少なく、また対象が男性に限定されたことが本研究の限界である。今後は対象者数を増やし、女性にも今回の結果が当てはまるのか否かを検討することが課題である。

なお、本研究の内容は「村田　伸，甲斐義浩，溝田勝彦・他：地域在住高齢者の開眼片足立ち保持時間と身体機能との関連. 理学療法科学, 21(4)：437-440, 2006」に掲載された論文に加筆・修正を加えたものである。

第4節　地域在住女性高齢者の足趾把持力と胸椎後彎角との関係

　高齢者にとって、転倒による外傷や骨折は日常生活を著しく低下させ（真野, 1999）、要介護状態を引き起こす原因になりやすく（大渕, 2006）、それに伴う医療費や介護保険料などの経済的問題に波及している。

　高齢者の転倒は身体面の低下のみならず、生活の質（Quality of Life；QOL）をも低下させる（村田ら, 2005；Tinetti ら, 1994；Arfken ら, 1994）。これらのことから、地方自治体レベルでの転倒予防事業が積極的に行われるようになり（新野, 2006）、2000 年に行われた全国調査（新野, 2004）によれば、84% の市町村で「高齢者の転倒予防を目的とした保健事業」を行ったと回答している。

　また、高齢者の転倒予防に関連した先行研究では、転倒の発生要因に関する研究が数多く行われてきた（Lord ら, 1991；Gehlsen ら, 1990；Daubney ら, 1999；諸橋, 1999；岡田, 1996；Overstall ら, 1977；de Rekeneire ら, 2003；Haga ら, 1986；島田ら, 2002；村田ら, 2006；Lucht, 1971；村田ら, 1996）。それらは、内的要因（個人の能力）（Lord ら, 1991；Gehlsen ら, 1990；Daubney ら, 1999；諸橋, 1999；岡田, 1996；Overstall ら, 1977；de Rekeneire ら, 2003；Haga ら, 1986；島田ら, 2002；村田ら, 2006）と外的要因（環境）（Lucht, 1971；村田ら, 1996）に分類して行われることが多い。ただし、外的要因である生活環境は、環境そのものが転倒の原因になるわけではなく、内的要因である身体機能の変化（老化）が環境に適応できないために転倒すると考えられるため、とくに内的要因に関する研究が積極的に行われている。例えば、大腿四頭筋や大腰筋、前脛骨筋などの下肢筋力との関連（Lord ら, 1991；Gehlsen ら, 1990；Daubney ら, 1999）、足底の感覚入力との関連（諸橋, 1999；岡田, 1996）などが報告されている。なかでも、それら筋群や足底感覚の作用によって調整される立位姿勢保持能力との関連については、繰り返し報告（Lord ら, 1991；Overstall ら, 1977；de Rekeneire ら, 2003；Haga ら, 1986；島田ら, 2002；村田ら, 2006）されてきた。

　また、高齢者が安定した立位姿勢を保持するためには、足趾把持力が重要である。足趾把持力とは地面を足趾・足底で掴む力であり、短母趾屈筋、長母趾屈筋、虫様筋、短趾屈筋、長趾屈筋などの作用により起こる複合運動である。足趾把持力について性差や年代別の特徴を比較検討した結果、足趾把持力には性差が認められ、女性高齢者の足趾把持力は男性高齢者の約 65% に過ぎないこと、さらに、加齢に伴い徐々に弱化が認められること、とくに 80 歳以上でその低下が著しいことなどが見出さ

れた（村田ら，2007）。

　一方、安藤ら（1998）や岡田ら（2000）の研究によると、高齢者特有の脊柱後彎姿勢は、対象とした高齢者の約 60% に認められたと報告している。さらに、山口ら（1987）は脊柱後彎姿勢のなかで最も彎曲が著明なのは、胸椎後彎角の増大であったと報告している。また、Hogan ら（1987）や高井ら（2001）は、胸椎後彎角の増大がとくに高齢者のなかでも後期高齢者の女性に顕著に認められると述べている。さらに、この胸椎後彎角の増大は立位バランスの低下を引き起こし（斎藤ら，2005）、転倒の危険因子となることも報告（粕川ら，2006；Sinaki ら，2005）されている。

　このように足趾把持力の低下と胸椎後彎角の増大は、ともに高齢者の立位バランスの低下を引き起こす要因とされるが、それらの関連について検討した研究は見当たらない。そこで本研究では、地域在住女性高齢者の足趾把持力と胸椎後彎角を測定し、それらの関連を明らかにすることを目的とした。

① 対　象

　F 町に居住し、2 カ所の集会所で実施した 2007 年 9 月の高齢者ミニデイサービス事業に参加した 37 名の地域在住女性高齢者を対象とした。対象者の年齢範囲は 65 〜 84 歳であり、平均年齢は 74.7 ± 5.9 歳であった。対象者の Mini-Mental State Examination（MMSE）は平均 27.6 ± 3.2 点、最低 21 点、最高 30 点であり、重度の認知症を有する者はいなかった。また、対象者は自家用車や自転車、あるいは徒歩によって自ら調査に参加できる程度に自立した高齢者であり、要介護認定を受けている者はいなかった。

　なお、対象者には研究の趣旨と内容、得られたデータは研究の目的以外には使用しないこと、および個人情報の漏洩に注意することについて説明し、理解を得た上で協力を求めた。また、研究への参加は自由意思であり、被験者にならなくても不利益にならないことを口頭と書面で説明し、同意を得て研究を開始した。

② 方　法

　調査は集会所 1 カ所ずつ、10 〜 14 時まで 1 時間の昼食時間を挟み 3 時間かけて、2 日間にわたって実施した。なお、2 カ所の集会所において、対象人数や施設の広さ・設備等に著しい差は認められなかった。

　評価は、年齢や性別などの個人属性に関する情報の収集と MMSE を実施した後、足趾把持力と胸椎後彎角を測定した。その他、上下肢筋力の代表値（笠原ら，2001；

Takazawa ら, 2003；西島ら, 2004）として使用されることの多い握力と大腿四頭筋筋力、柔軟性の指標である長座体前屈距離、平衡機能検査として最も普及している片足立ち保持時間（松永, 1986）、簡便な歩行能力の指標である最大歩行速度、および体重を測定した。なお、身体機能の測定は十分に経験を積んだ理学療法士1名・作業療法士1名・健康運動指導士1名で行い、個人情報の聞き取りやMMSEの評価は経験のある看護師1名と心理士1名が担当した。その他、調査補助者として数名のボランティアの協力によって調査が行われたが、事前に十分なトレーニングを行った後調査を開始した。

　足趾把持力は、ヤガミ社製のひずみゲージを用いた足趾把持力測定器で測定した。ひずみゲージとは金属のひずみ量、応力（単位面積あたりにかかる力）を測定するために用いられるセンサーである。その利点は、応答周波数が高く精密な値が抽出できること、出力が電気量のためデータ処理が容易であることなどがあげられる。また、高齢者では筋力発揮が非常に小さいことが予測されるが、この測定器を用いることによって、最小0.1 kgからの足趾把持力が測定可能である（図5-7）。なお、本測定器から得られる測定値の再現性については、級内相関係数が0.953という高い再現性を確認している（村田ら, 2006）。

　測定は、被験者の測定姿位を端座位、膝関節を90度屈曲した状態で実施した。測定に際して、予め母趾と第5趾の末節骨、第2〜5趾の中節骨が足趾把持バーにかかるように、足部調節ダイヤルで調節し、把持バーを足趾でしっかりと把持できることを確認した。さらに、測定値の再現性を高める目的で、足部調節目盛りを取り付けた。測定は、測定方法を十分に習得させた後、左右2回ずつ測定し、その最大値を足趾把持力値（kg）として採用した（図5-7）。

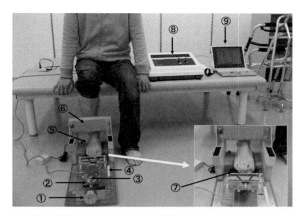

図5-7　足趾把持力測定器と測定方法
①足部調節ダイヤル、②ひずみゲージ内臓部分、③可動式継手
④足部調節目盛り、⑤踵センサー、⑥下腿前面固定用バー
⑦足趾把持バー、⑧増幅装置、アナログ／デジタル変換器
⑨パーソナルコンピュータ

　胸椎後彎角は、インデックス社製のスパイナルマウスを用いて測定した。このスパイナルマウスは、脊柱の彎曲角度を被験者背部の体表から測定できる機器であり、得られた測定値の信頼性についてはすでに確認されている（Mannionら，2004）。測定は、被験者に安静立位をとらせ、第7頸椎から第3仙椎までを図5-8のようにセンサー部を移動して測定した。今回分析に使用したのは、第1胸椎から第12胸椎までの上下椎体間がなす角度の総和である胸椎後彎角であるが、3回の測定から得られた平均値を胸椎後彎角（度）とした（図5-8）。

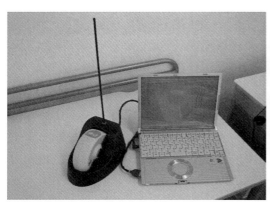
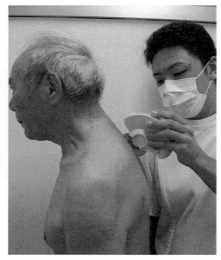

図5-8　測定器と測定方法

安静立位姿勢で、第7頸椎から第3仙椎までを頭側から尾側方向にセンサー部を移動して測定する。

　握力の測定には、デジタル式握力計（竹井機器工業製）を使用した。測定姿位は端坐位で、左右の上肢を体側に垂らした状態で最大握力を2回ずつ測定し、その最大値を握力値（kg）とした。

　大腿四頭筋筋力は、ハンドヘルドダイナモメーター（アニマ社製等尺性筋力測定装置 μ Tas F-1）を用い、被験者を坐位、膝関節90度屈曲位として、左右2回ずつ測定し、その最大値を大腿四頭筋筋力値（kg）として採用した。

　長座体前屈距離は、デジタル式長座体前屈測定器（竹井機器工業製）を用いて2回測定し、その最長距離（cm）を代表値とした。

　片足立ち保持時間の測定は、開眼片足立ち位で姿勢保持できる時間について、120秒を上限としてデジタルストップウォッチを用いて左右2回ずつ測定し、その最長時間（秒）を採用した。この際、被験者には裸足になること、両上肢はかるく体側につけること、2m前方の視線と同じ高さの点を注視することを条件に測定した。

　最大歩行速度は、平地11mを最速歩行してもらい、中間の5mを測定区間として所要時間をストップウォッチで計測した。測定は2回連続して行い、最速値（m/sec）を評価した。

第5章　足趾把持力と立位バランスとの関連

③　統計学的解析法

　統計処理を行うにあたり握力、足趾把持力、大腿四頭筋筋力は、体重比百分率（%）に換算して分析した。各測定値の関連についてピアソンの相関係数を用いて検討した。さらに、胸椎後彎角について平均値 +0.5 標準偏差以上の者を胸椎後彎角高値群、平均値 -0.5 標準偏差以下の者を胸椎後彎角低値群として、それぞれの測定値を比較した。年齢の比較には対応のない t- 検定を用い、それ以外の測定値は年齢を調整した共分散分析を用いて比較した。

④　結　果

　各測定項目の平均値と標準偏差を表 5-6、相関分析の結果を表 5-7 に示す。足趾把持力と有意な相関が認められたのは、相関係数が高い順に胸椎後彎角（$r=-0.50$, $p<0.01$）、片足立ち保持時間（$r=0.48$, $p<0.01$）、大腿四頭筋筋力（$r=0.39$, $p<0.05$）、握力（$r=0.36$, $p<0.05$）、年齢（$r=-0.32$, $p<0.05$）であった。また、胸椎後彎角と有意な相関が認められたのは足趾把持力の他、年齢（$r=0.37$, $p<0.05$）と片足立ち保持時間（$r=-0.35$, $p<0.05$）であった（表 5-7）。

表5-6　各測定項目の平均値と標準偏差（n=37）

	平均値	標準偏差
年齢（歳）	74.7	5.9
体重（kg）	50.0	7.8
握力（kg）	20.3	3.8
握力体重比（%）	41.0	7.5
大腿四頭筋筋力（kg）	19.9	5.2
大腿四頭筋筋力体重比（%）	40.2	9.8
足趾把持力（kg）	5.2	2.2
足趾把持力体重比（%）	10.6	4.5
長座体前屈距離（cm）	36.7	7.3
片足立ち保持時間（sec）	35.8	41.5
最大歩行速度（m/sec）	1.6	0.3

79

表 5-7　各測定項目間の相関分析（n=37）

	脊柱後彎角	年齢	体重	握力	足趾把持力	大腿四頭筋筋力	片足立ち保持時間	歩行速度
年齢	0.37*							
体重	-0.21	-0.20						
握力	-0.19	-0.28	-0.34*					
足趾把持力	-0.50**	-0.32*	-0.23	0.36*				
大腿四頭筋筋力	-0.14	-0.32*	-0.20	0.40*	0.39*			
片足立ち保持時間	-0.35*	-0.50**	-0.01	0.28	0.48**	0.13		
歩行速度	-0.18	-0.33*	0.17	0.21	0.19	0.38*	0.14	
長座体前屈	-0.18	0.10	0.24	0.03	0.26	0.10	-0.22	0.28

握力、足趾把持力、大腿四頭筋筋力は体重比百分率換算して分析した
**p<0.01、*p<0.05

　さらに、胸椎後彎角高値群（15名）と低値群（14名）の2群間に有意差が認められたのは、年齢（p<0.05）、足趾把持力（p<0.01）、片足立ち保持時間（p<0.01）の3項目であった（表5-8）。

表 5-8　胸椎後彎角低値群と高値群との比較

	胸椎後彎角低値群（n＝14）	胸椎後彎角高値群（n＝15）	
年齢（歳）	72.6 ± 6.3	77.6 ± 5.0	*
体重（kg）	49.7 ± 6.4	49.2 ± 5.0	ns
握力（%）	0.43 ± 0.09	0.39 ± 0.07	ns
大腿四頭筋筋力（%）	0.43 ± 0.07	0.39 ± 0.09	ns
足趾把持力（%）	0.14 ± 0.05	0.08 ± 0.03	**
長座体前屈距離（cm）	37.1 ± 6.0	36.3 ± 8.4	ns
片足立ち保持時間（sec）	59.6 ± 50.6	15.9 ± 18.6	**
最大歩行速度（m/sec）	1.6 ± 0.3	1.5 ± 0.3	ns

握力、足趾把持力、大腿四頭筋筋力は体重比百分率に換算して分析した
平均±標準偏差、年齢の比較には対応のないt-検定、
年齢以外の比較には年齢を調整した共分散分析、**p<0.01　*p<0.05

第 5 章　足趾把持力と立位バランスとの関連

5　考　察

　本研究の結果から、地域在住女性高齢者においては、胸椎後彎角が小さいほど足趾把持力が強いという関係が示された。さらに、胸椎後彎角高値群と低値群の 2 群間の比較から、年齢を調整しても足趾把持力や片足立ち保持時間と胸椎後彎角との関連が示された。これらのことより、胸椎後彎角が大きい高齢女性は足趾把持力が弱く、立位バランスが低下していることが示唆された。

　Elble（1997）は、高齢者に特徴的な過度の脊柱後彎が生じると、足圧中心位置に比べて重心線が後方へ変位していることを指摘した。胸椎の後彎角が増大すると、その代償として頸椎の前彎は増強し、腰椎の前彎は減少して力学的平衡を保とうとする。また、下肢では膝が屈曲位となるため、通常膝の前方を通過する重心線が膝の後方に変位することとなる。このように、胸椎の後彎角が増大すると、重心線が常に後方に位置した状態での歩行となる。その結果、荷重が足底の後方（踵部）に移り、前足部の筋活動が慢性的に減少する。このため、足趾把持力の筋力低下が起こったものと推察した。

　一方、大腿四頭筋筋力は胸椎後彎角との間に有意な相関は認められなかった。植松ら（1997）は、3 次元動作解析装置を用いた分析から、胸椎後彎が認められる高齢女性の歩行では、大腿四頭筋と下腿三頭筋が過剰に活動する傾向にあることを見出し、佐々木（1989）も同様の報告をしている。これらの報告は、胸椎後彎によって下肢全体の筋力低下が起こるとは限らないことを示しており、本研究における胸椎後彎角と大腿四頭筋筋力に関連がないという結果を支持している。また、大腿四頭筋筋力は歩行速度とは有意な相関が認められたが、片足立ち保持時間とは有意な相関は認められなかった。このことから、大腿四頭筋の機能は姿勢制御機能よりも歩行時の推進力としての機能の方が大きいことが推察された。

　また、本研究における柔軟性は長座体前屈距離を指標としたが、長座体前屈の測定は、Cureton が 1941 年に水泳選手の基礎的身体能力の指標として用いられたことより始まる（波多野，1997）。さらに、1970 年代に入り、日本を含めた世界各国に普及したテスト法である（波多野，1997）。しかし、近年の報告では、長座体前屈の測定は、上下肢の長さや足部の固定などにより影響を受けやすいことや、長座体前屈と歩行速度などの運動能力とは、相関関係が認められないなどの問題点が指摘されている（諸橋，1999）。著者らが行った先行研究（村田ら，2002；村田ら，2005）においても、在宅高齢者の長座体前屈距離と他の身体能力値との関連は乏しい。また、本結果においても長座体前屈距離は、すべての測定値と相関が認められなかった。これらのことから、本研究で用いた長座体前屈距離の測定は、高齢者の身体能力を

評価する項目としては適切でないのかもしれない。

　足趾把持力以外に、胸椎後彎角と関連が認められたのは片足立ち保持時間であった。片足立ち保持時間の測定は、評価の簡便性から高齢者の平衡機能検査として幅広く用いられている（Drusini ら, 2002；種田, 1996；内山ら, 1998）。片足立ちは、開眼で 30 秒以上起立できない場合が平衡機能に異常がある（竹森, 1990）とされ、その基準値が明確にされていることや長年の基礎データが蓄積されている点から有用と考えられる。著者らも先行して、地域在住高齢者の開眼片足立ち保持時間を測定した結果、30 秒間の保持能力と転倒のしやすさに関連が認められた（村田ら, 2006）。本研究では、胸椎後彎角低値群での平均保持時間は 59.6 秒であったのに対して、胸椎後彎角高値群では 15.9 秒であった。このことから、胸椎後彎角の増大が立位バランスの低下を引き起こす要因の一つである可能性が示された。

　以上の結果から、胸椎後彎角が高値（例えば、円背姿勢や前屈み姿勢）の高齢女性は、足趾把持力の低下や立位バランスの低下が起こっている可能性が示された。よって、これらの高齢女性は転倒の危険性が高いことが推察される。ただし、相関係数からその関係の強さを判断すると、立位バランスとの関係は胸椎後彎角より足趾把持力の方が強い。よって、高齢者でもとくに胸椎後彎角の増大が認められる症例には、足趾把持力や片足立ち保持時間の測定を行い、転倒の予防に留意する必要性が示唆された。

　ただし、本研究の対象者数は少なく、かつ対象とした高齢者のすべてが居宅生活が自立できる程度の身体機能を有していた。また、対象を女性に限定したため、今回の結果が要介護状態の高齢者や男性にも該当するとは限らない。今後は、対象者数を増やすとともに、対象者の身体機能レベルの範囲を広げた調査、ならびに男性にも今回の結果が当てはまるのかを検討することが課題である。

　なお、本研究の内容は「村田　伸, 村田　潤, 津田　彰・他：地域在住女性高齢者の足把持力と胸椎後彎角との関係. 理学療法科学, 23(5)：601- 607, 2008」に掲載された論文に加筆・修正を加えたものである。

第 6 章

高齢者の足趾把持力低下と転倒

第1節　虚弱高齢者の足趾把持力と　　　　　　　転倒との関連

　高齢者にとって、身体機能や精神機能の低下は重大な障害を招きやすい。なかでも、転倒による外傷や骨折は、高齢者の日常生活を著しく低下させる（真野，1999）。骨折の発生率は女性では75歳から急激に増加し、男性では80歳以上で徐々に上昇する。林（1997）は、大腿骨頸部骨折後には208例中約50%もの人に機能的予後が悪化し、約26%が歩行不能に陥ったと報告している。高齢者の歩行能力の低下は、生活範囲を縮小させるのみならず、生活の質（Quality of Life；QOL）をも低下させる。また、骨折は老衰を除くと寝たきりになる原因の第二位に位置づけられ（安村ら，1997）、転倒による骨折を未然に防ぐためには、転倒発生要因の解明が急務の課題である。

　高齢者の転倒に関与する身体的要因については様々な報告がある。例えば、立位姿勢保持能力との関連（Overstallら，1977；Lordら，1991；安村ら，1993；藤田，1995）、大腿四頭筋や大腰筋、前脛骨筋などの下肢筋力との関連（Lordら，1991；Gehlsenら，1990；Daubneyら，1999；望月ら，1994）、足関節可動性との関連（Mecagniら，2000）、足底の感覚入力との関連（橋詰ら，1986；岡田，1996）などである。

　高齢者の転倒は、わずかな段差や電気コードなどに「つまずく」「引っかかる」ことが直接的な原因となることが多い（安村ら，1991；村田ら，1996）。このことから、下肢を振り上げる筋力（大腿四頭筋、大腰筋、前脛骨筋など）や関節可動域（とくに足関節背屈角度）が注目され、その能力の低下と転倒との関連について、繰り返し報告されてきた。

　また、これらの先行研究を踏まえて、従来からの転倒予防対策は、大腰筋（股の前面の筋肉）や前脛骨筋（脛の筋肉）の筋力強化や足関節可動性改善のためのストレッチングに代表される下肢の振り上げ能力が過度に重視され、振り上げた足や身体を支えるもう一方の足（支持脚）の重要性が軽視されてきた。ヒトの平地歩行の際の足底と地面との間はわずか2cm程度であり、高く下肢を振り上げる必要はない。より重要なのは、つまずいても転倒しないだけの片足で立つ能力だと考えられる。転倒の重要な発生要因の一つに立位姿勢保持能力の低下があげられる（Overstallら,1977；Lordら，1991；安村ら，1993；藤田，1995）。例えば、Overstall（1977）らは、243名の高齢者を対象とした研究から、立位での重心動揺と転倒との間に関連があったことを報告し、安村ら（1993）と藤田（1995）は、同じく高齢者を対象とし

第6章　高齢者の足趾把持力低下と転倒

た研究から、片足立ち保持能力の低下が転倒の危険因子であることを見出している。さらに、立位姿勢保持能力は高齢期に最も低下を来す機能の一つとして知られている（池上，1999）。

　著者らは、振り上げた下肢や身体を支えるもう一方の足（支持脚）の重要性に注目して、地面を足趾と足底でしっかりと掴む力を足趾把持力として操作的に定義し（村田ら，2002）、片足立ち保持能力と足趾把持力との関連を明らかにしてきた（村田ら，2004；村田ら，2008）。本研究では、虚弱高齢者の足趾把持力と転倒との関連を検討した。

①　対　象

　佐賀県嬉野町（A施設）と福岡県小郡市（B施設）および八女郡黒木町（C施設）の3カ所の通所リハビリテーション施設を利用している虚弱高齢者137名（男性23名、女性114名）のうち、①女性であること、②自力歩行が可能であること、③重度の認知症がないこと（Mini-Mental State Examination18）：MMSEが20点以上を対象）、④脳血管障害では下肢の麻痺が軽度なこと（Brunnstrom stage V以上）の条件を満たす68名を調査対象とした。対象とした68名の内訳は、年齢が69～97歳、平均82.6 ± 6.4歳、要介護認定は、要支援が32名、要介護1が30名、要介護2が6名であった。

　なお、対象者を女性に限定した理由は、個体間の筋力や歩行速度などの身体能力に性差が指摘されていること（奈良ら，2001；Andrewsら，1996）、高齢者の転倒の比率は女性に高いこと（石川ら，1993）、さらに大腿骨頸部骨折などが多いこと（石川ら，1993；Gallagherら，1980）からである。また対象者の選択を、MMSE 20点以上とした理由は、過去1年間における転倒歴の信頼性（芳賀ら，1996）を期すためであった。

　対象者には、研究の趣旨と内容について説明し、理解を得た上で協力を求めたが、研究への参加は自由意思であり、被験者にならなくても不利益にならないことを書面と口頭で十分に説明した。また、家族に対しても、施設で使用している個人連絡ノートを用いて事前に説明し、同意を得た後調査を開始した。なお、データはコンピュータで処理し、研究の目的以外には使用しないことおよび個人情報の漏洩に注意した。

② 方　法

　調査期間は 2001 年 7 月 23 日から 2002 年 3 月 25 日までの期間に、個人情報の収集や MMSE 実施後、転倒歴、ADL 評価、足趾把持力測定、大腿四頭筋およびハムストリングスの筋力測定、片足立ち保持時間測定、重心動揺測定、歩行速度を測定した。その後、A 群と B 群には、足趾把持力トレーニングを 3 ヶ月間行い、介入後調査を実施した。C 群についても、初期調査時から 3 ヶ月後に介入群と同様の方法で身体機能検査を行った。さらに、初期調査から 1 年後に追跡調査を実施した。

1. 転倒歴調査
　転倒歴は、最近 1 年間の有無を、面接聞き取りおよび利用者カルテによって調査した。転倒は、Gibson（1990）の定義に従い、「自分の意思からではなく、膝や上肢あるいは臀部や腰などの身体部分が床面や地面などのより低い面に接触した場合」として聞き取りを行った。

2. 身体機能評価
　ADL、足趾把持力、大腿部の筋力、片足立ち保持時間、重心動揺、歩行速度について、以下のごとく測定した。

　ADL は、Barthel Index（BI）（土屋ら，1997）によって評価した。食事動作、移乗動作、整容、トイレ動作、入浴、移動、階段昇降、更衣、排便の管理、排尿の管理の 10 項目を、それぞれの自立度に応じて 5、10、15 点を配点し、その総計を 100 点満点として評価した。

　足趾把持力は、著者らが自作した足趾把持力測定器を用いて測定した。被験者の利き足を 2 回測定し、その最大値を足趾把持力値（kg）として採用した（図 2-1，図 2-2 参照）。なお、この測定器から得られる測定値の再現性は、これまでに級内相関係数 0.973 という極めて高い再現性を確認している（村田ら，2002）。

　また、利き足の大腿四頭筋およびハムストリングスについて、Hand-held dynamometer（Jtech Medical 社製 Power Track Ⅱ）を用い、坐位、膝関節 90 度屈曲位として等尺性収縮筋力を 2 回測定し、その最大値を評価した。また体重差を考慮して、測定値を体重で除し体重比筋力を求めた。

　片足立ち保持時間の測定は、開眼片足立ち位で姿勢保持できる時間について、利き足につき 2 回、30 秒を上限としてデジタルストップウォッチを用いて測定し、その最長時間を採用した。この際、被験者には裸足になること、両上肢はかるく体側につけること、2 m 前方の視線と同じ高さの点を注視することなどの条

件の下で測定した。片足立ち保持時間は、利き足につき2回、デジタルストップウォッチを用い、30秒を上限としてその最長時間を測定した。

重心動揺測定は、重心動揺計（Anima社製 Gravicorder GS‐10C）を用いて測定した。測定は、開眼における30秒間の静止立位保持時の総軌跡長を評価した。この際、被験者には裸足になること、両上肢はかるく体側につけること、2m前方の視線と同じ高さの点を注視することなどの条件の下で測定した。

歩行速度は、「出来るだけ速く歩いてください」との口頭指示による最速歩行速度を評価した。歩行開始時と終了時の加速と減速を考慮し、平地11mを最速歩行してもらい、中間5mの所要時間をデジタルストップウォッチで計測した。測定は2回連続して行い、最速値（m／秒）を評価した。

3. 統計学的解析法

下肢筋力と立位動作能力との相関は、Pearsonの相関係数を用いて検討した。転倒経験群と非転倒群の年齢、足趾把持力、大腿四頭筋筋力、ハムストリングス筋力、片足立ち保持時間、重心動揺、歩行速度の比較には対応のないt‐検定、MMSE得点とBI得点の比較にはMann Whitney U Testを用いた。さらに、転倒歴の有無（転倒経験の有無）と関連する要因を調べるため、ロジスティック回帰分析を行った。ロジスティック回帰分析は、転倒歴の有無を目的変数とし、説明変数は年齢、MMSE得点、足趾把持力、大腿四頭筋筋力、ハムストリングス筋力、片足立ち保持時間、重心動揺、歩行速度、BI得点として分析した。

③ 結 果

1. 身体ならびに精神機能

対象者の身体運動機能は、足趾把持力が2.0 ± 1.6kg、大腿四頭筋筋力が2.3 ± 0.9N/kg、ハムストリング筋力が1.3 ± 0.5N/kg、片足立ち保持時間3.9 ± 4.7sec、重心動揺85.9 ± 40.1cm、歩行速度0.8 ± 0.3m/sec、BI得点が中央値100点（最小値70点−最大値100点）であった。

なお、対象者のMMSEは中央値23点（最小値20点−最大値30点）であったが、これは対象者の範囲を重度の認知症がない者（MMS=20点以上）としたためである。

2. 下肢筋力と立位動作能力との関連

表6-1に下肢筋力と立位動作能力との相関を示す。足趾把持力と片足立ち

保持時間との関係は相関係数 r=0.55（p<0.001）、歩行速度とは相関係数 r=0.46（p<0.001）であり、どちらも有意な正の相関が認められた。重心動揺との関係は相関係数 r=－0.35（p<0.05）であり、有意な負の相関が認められた。大腿四頭筋筋力は、片足立ち保持時間との間に相関係数 r=0.32（p<0.05）、歩行速度との間に相関係数 r=0.54（p<0.001）であり、どちらも有意な正の相関が認められたが、重心動揺との間には有意な相関を認めなかった。ハムストリングス筋力は、歩行速度との間に相関係数 r=0.40（p<0.01）と有意な正の相関を認めたが、片足立ち保持時間および重心動揺との間には有意な相関を認めなかった（表 6-1）。

表6-1　下肢筋力と立位動作能力との関係（n=68、但し[a] n=66）

	片足立ち保持時間	重心動揺[a]	歩行速度
足趾把持力	0.55***	－ 0.35*	0.46***
大腿四頭筋	0.32*	－ 0.25	0.54***
ハムストリングス	0.26	－ 0.22	0.40**

Pearson's correlation coefficient　***p<0.001　** p<0.01　* p<0.05

3. 転倒歴による群間比較

　対象者 68 名のうち、転倒を経験した者は 18 名（26.5%）であった。転倒歴群 18 名と非転倒歴群 50 名の 2 群間の比較において有意差が認められたのは、足趾把持力、片足立ち保持時間、重心動揺、歩行速度の 4 項目であり、転倒歴群が非転倒歴群より有意に劣っていた。その他の項目については有意差を認めなかった（表 6-2）。

第6章　高齢者の足趾把持力低下と転倒

表6-2　転倒歴による各群間の比較

	転倒群（n=18）	非転倒群（n=50）
年　齢（歳）[a]	83.1 ± 7.6	82.4 ± 6.0
MMSE（点）[b]	24（20-30）	23（20-29）
足趾把持力（kg）[a]	1.0 ± 0.6	2.3 ± 1.7***
大腿四頭筋（N/kg）[a]	2.2 ± 1.0	2.4 ± 0.9
ハムストリングス（N/kg）[a]	1.2 ± 0.5	1.3 ± 0.5
片足立ち時間（sec）[a]	2.1 ± 2.1	4.5 ± 5.1**
重心動揺（cm）[a]	105.4 ± 50.4	78.6 ± 33.2*
歩行速度（m/sec）[a]	0.6 ± 0.2	0.8 ± 0.3*
BI（点）[b]	100（70-100）	100（70-100）

[a] Two group t-test:Unpaired　[b] Mann Whitney U Test
***p<0.001　** p<0.01　* p<0.05

4. 転倒歴の有無を目的変数としたロジスティック回帰分析の結果

　転倒歴の有無を目的変数とし、説明変数は MMSE 得点、足趾把持力、大腿四頭筋筋力、片足立ち保持時間、重心動揺、歩行速度、BI 得点とした。なお、ハムストリングス筋力を説明変数から除いたのは、大腿四頭筋筋力との相関係数が r= 0.75（p<0.001）と高かったため，多重共線性を考慮してのことである。表6-3 に分析結果を示す。7 項目の説明変数のうち、足趾把持力のオッズ比のみが有意で 2.55（95％信頼区間 1.04-6.28）であった。すなわち、単位変化量が 1kg なので、女性の在宅虚弱高齢者の足趾把持力が 1kg 低下すると、転倒リスクが 2.55 倍になることを示した。また、wald 検定の結果も転倒の有無と有意に関連する要因は足趾把持力（p<0.05）であり、足趾把持力が弱いほど転倒の危険性のあることが示された（表 6-3）。

表6-3　転倒の有無を目的変数としたロジスティック回帰分析の結果

項目	単位変化量	オッズ比	95%信頼区間
MMSE	1点	0.90	0.72 － 1.13
足趾把持力	1kg	2.55*	1.04 － 6.28
大腿四頭筋	1N/kg	1.34	0.54 － 3.33
片足立ち時間	1sec	0.95	0.70 － 1.28
重心動揺	10cm	0.90	0.97 － 1.01
歩行速度	0.1m/sec	0.99	0.02 － 46.60
BI	10点	1.23	0.92 － 1.14

* $p < 0.05$

④ 考 察

　ヒトが安定した立位での活動を行うためには、足趾の把持機能が重要になる。Brookhart ら（1984）は、足底のメカノレセプターからの情報が、姿勢調整機構の安定化に重要であると述べ、井原（1996）は足趾・足底でしっかりと地面を掴むことが、足底メカノレセプターからの情報に対して、的確に姿勢を制御するために重要であると述べている。しかし、足趾把持機能が身体能力に及ぼす影響や転倒との関連について客観的データを基に検証した報告は少ない。そこで、転倒リスクが高いと思われる在宅で生活している虚弱高齢者女性を対象に、足趾把持力と身体能力との関係や転倒との関連を検証した。

　下肢筋力と足趾把持力の平均値は、大腿四頭筋筋力 2.3 ± 0.9N/kg、ハムストリングス筋力 1.3 ± 0.5N/kg、足趾把持力 2.0 ± 1.6kg であった。この値を著者らが今回と同様の方法で測定した健常な成人女性 53 名（平均年齢 21.5 ± 1.7 歳）のものと比較すると、大腿四頭筋筋力は成人女性の 52.3%、ハムストリング筋力は 68.4% であったのに比べ、足趾把持力は 20.0% と著しく低下していた。筋力のピークは 25 歳前後であり、以後ゆっくりと低下し、65 歳でピーク時の約 3 分の 2 になり、日常生活動作を損なうような筋力の低下は 65 歳過ぎから徐々に始まる（村田ら, 2002）。また、Winegard ら（1996）は、高齢者の骨格筋の加齢変化に関する 12 年間に及ぶ追跡調査から、加齢による筋力低下の分布が手の内在筋や足部の筋に特徴的に見られたことを報告している。今回の筋力測定値の結果もこれら先行研究と同様の結果が認められた。

足趾把持力と動作能力との単相関分析において、足趾把持力と片足立ち保持時間および歩行速度とは有意な正の相関、重心動揺とは有意な負の相関が認められた。これは、足趾把持力が強いほど片足立ち保持時間が延長、歩行速度が増加、重心動揺が減少することを示している。また、相関係数をみると両側支持による静的立位バランスを評価した重心動揺より、片脚立位動作に足趾把持力が強く影響していることが分かる。これは、片脚立位姿勢では足底部からの圧覚情報が姿勢制御に積極的に関与すると同時に、足趾の把持機能による姿勢の安定化作用も起こっていることを示し、足趾機能と動的バランスに相関のあることを報告した馬場（2000）や木藤ら（2001）の先行研究を支持する結果となった。しかし、木藤らの研究結果では足趾把持力は静的立位時における重心動揺のパラメーターとの関連は無く、安定した立位では足趾の役割は重要でないとし、今回の研究結果とは異なる。これは、木藤ら（2001）の研究が日常生活が自立している高齢者を対象としたものであり、平均年齢も 67.2 歳と比較的若い高齢者を対象としたためと考えられる。本研究は、要介護認定が要支援から要介護 2 と判定された虚弱高齢者を対象としたものであり、平均年齢も 82.6 歳と高い。このことは、立位姿勢が安定している高齢者では静的な立位バランスに足趾把持力の役割は少ないが、立位姿勢が不安定な高齢者では静的立位保持にも足趾把持力が積極的に関与することを示唆している。

　足趾把持力と転倒との関連について、転倒歴による 2 群間の比較および転倒歴の有無を目的変数としたロジスティック回帰分析により検討した。Koski ら（1996）は、高齢者の足部の問題が転倒を引き起こす要因になることを報告し、Gehlsen ら（1990）は、足筋力が高齢者の転倒と関連のあることを報告している。本研究でも、転倒歴群と非転倒歴群の比較において足趾把持力に有意差を認め、ロジスティック回帰分析においても、足趾把持力の低下が転倒の重要な危険因子となることを示した。

　以上の結果から、足趾把持力は立位姿勢保持や歩行などの立位動作に重要な役割を果たしており、その弱化は、転倒を引き起こす危険因子となることが明らかとなった。またこのことは、足趾把持力の客観的評価の重要性を示し、高齢者の足趾把持力を高めることで転倒を予防できる可能性のあることを示した。最後に、本研究は女性の虚弱高齢者に限定したものであり、男性や年齢層を広げた研究、障害の種類や程度を考慮した研究が今後の課題である。

　なお、本研究の内容は「村田　伸，忽那龍雄：在宅障害高齢者の足把持力と転倒との関連. 国立大学理学療法士学会誌 24：8-13, 2003」に掲載された論文に加筆・修正を加えたものである。

第2節　虚弱高齢者の転倒に影響を及ぼす身体および認知的要因
　　　　　―過去1年間における転倒経験者と非経験者の比較―

　高齢化が急速に進行している今日、高齢者が「健やかに老いる」にはどうすれ
ば良いのかが社会的な課題となり（江藤, 2000）、様々な地域で高齢者に対する健
康増進事業や介護予防事業が進められている（島田, 2004）。なかでも転倒予防対
策は、転倒による外傷や骨折が高齢者の日常生活を著しく低下させるため（真野,
1999）、その重要性が認識されつつある。高齢者の転倒を未然に防ぐためには、転倒
発生要因の解明が急務であるが、これまでに，加齢や障害による身体機能の低下が
転倒を引き起こす原因であることが報告（Lord ら, 1991；安村ら, 1993；藤田ら,
1995；Gehlsen ら, 1990；Daubney ら, 1999；望月ら, 1994；Mecagni ら, 2000；
橋詰ら, 1986；岡田, 1996）されている。例えば、片足立ち保持能力との関連（Lord
ら, 1991；安村ら, 1993；藤田ら, 1995）、下肢筋力との関連（Gehlsen ら, 1990；
Daubney ら, 1999；望月ら, 1994）、足関節可動性との関連（Mecagni ら, 2000）、足
底の感覚入力との関連（橋詰ら, 1986；岡田, 1996）などである。また認知機能、と
りわけ注意との関連を示した報告（江藤ら, 2000；篠田ら, 1993；遠藤ら, 1998）も
ある。しかし、これらの報告は転倒時の心理的問題や転倒の発生原因、例えば、うつ
状態、他に気を取られた、つまずいた、引っかかった、滑ったなどの注意力の低下に
よる逸話的な指摘をしているに過ぎない。先行研究では、転倒と注意との関連を客
観的評価に基づき報告したものは少なく、転倒が真に注意力の低下によるものなの
か、またその発生機序など明らかにされていないことが多い。

　高齢者は、転倒事故には至らないまでも、転倒しそうになった体験（転倒のニア
ミス体験）を有している場合も多い。加齢に伴う老化現象や障害、とくに感覚機能
の低下は、環境の変化に適切に対処する能力に影響を及ぼす（小林ら, 2003）。す
なわち、自分自身の内的環境および外的な環境双方からの情報を適切に解釈、ある
いは対処することが困難になる。この感覚機能の低下が、注意力の低下を引き起こ
す要因（Saxon, 1999）とされるが、注意の概念はその言語表現される現象が多様
なため、確立された定義はなく、それぞれの研究者がそれぞれの定義を用いている
（Wells ら, 2002；Goldberg ら, 1985；鹿島ら, 1986）。高齢者における日常生活のな
かでの注意とは、高齢者自身とそれを取り巻く環境との関係のなかで、意識を適切
な対象に集中し、必要に応じて意識を移動させる過程と考えられ、本研究において
も注意をこのように定義づける。すなわち、注意力の低下とは、意識を必要に応じ
て選択的に移動できない状態とする。

本研究は、注意の選択機能を視覚的に評価する検査として汎用されている Trail making test-Part A（TMT-A）（鹿島ら，1986；Lezak，1995；Heilbronner ら，1991）を用いて、虚弱高齢者の注意力を客観的に評価し、転倒との関連を検討した。なお、TMT-A は注意機能の机上検査法として、信頼性と妥当性が確認されている（Lezak，1995；本田，1995）。また、自分自身の内的環境への注意として、最大一歩幅（武藤ら，2000）の自己予測と実測値との差を身体機能に対する自己認識の逸脱として表した。これらの注意機能と、転倒との関連が予想される足趾把持力や片足立ち保持能力などの身体機能とを併せて評価し、転倒の発生要因を総合的に検討した。

① 対 象

4カ所の通所リハビリテーション施設を利用している虚弱高齢者のうち、認知症の診断を受けていない 119 名を対象とした。ただし、119 名のうち、6 名が Mini - Mental State Examination（MMSE）（Folstein ら，1975；森，1985）の得点が著しく低かったために対象から除外し、3 名は視力障害のために視覚的評価である TMT-A が測定不能であった。よって、本研究の分析対象は 110 名（男性 17 名、女性 93 名）となった。MMSE の得点範囲は 0 から 30 点であるが、今回の対象者 110 名では、最低 18 点から最高 30 点、平均 23.1 点であった。過去 1 年間における転倒歴の信頼性（芳賀ら，1996）を高めるために、対象者の選択基準を、MMSE 20 点以上としたが、20 点未満の 11 名も過去の転倒をよく覚えており、かつその記憶が利用者カルテやリハビリテーション日誌から正確であることが確認できたため、対象者に含めて検討した。

対象とした 110 名の属性は表 6-4 に示すが、年齢は平均 83.1 歳であり、介護認定は要介護 1 が最も多く、次いで要支援が多かった（表 6-4）。対象者には、研究の趣旨と内容について説明し、理解を得た上で協力を求めたが、研究への参加は自由意思であり、被験者にならなくても不利益にならないことを書面と口頭で十分に説明した。また、家族に対しても、施設で使用している個人連絡ノートを用いて事前に説明し、同意を得た後、調査を開始した。なお、データはコンピューターで処理し、研究の目的以外には使用しないことおよび個人情報の漏洩に注意した。

表6-4　対象者の属性

人数（名）		110名（男性17名、女性93名）
年齢（歳）		83.1 ± 5.2
通所回数（回）		2（1 － 5 ／週）
MMSE（点）		23.1 ± 4.4
要介護認定	要支援	25
区分（人数）	要介護1	67
	要介護2	14
	要介護3	4
既存疾患	変形性関節症	28
（人数）	脳血管障害	21
	内科疾患	18
	骨折後遺症	15
	循環器疾患	12
	呼吸器疾患	10
	腎・泌尿器疾患	8
	骨粗鬆症	8
	関節リウマチ	6
	その他	15

年齢と MMSE は平均±標準偏差、通所回数は中央値（最小値－最大値）を示す

② 調査内容

　調査は 2003 年 7 月 28 日から 8 月 25 日にかけて実施した。個人情報の収集と MMSE 実施後、転倒歴の聞き取り、握力測定、足趾把持力測定、足関節背屈角度の測定、身体の柔軟性計測、片足立ち保持時間測定、歩行速度、TMT-A 施行、最大一歩幅の予測、最大一歩幅の実測を測定した。具体的な測定手続きは後述する。

1. 転倒歴調査

　転倒歴は、最近 1 年間の有無を、面接聞き取りおよび利用者カルテによって調査した。転倒は、Gibson（1990）の定義に従い、「自分の意思からではなく、膝や上肢あるいは臀部や腰などの身体部分が床面や地面などのより低い面に接触した場

合」として聞き取りを行った。

2. 身体機能評価

握力は、デジタル式握力計（竹井機器工業製）を使用し、測定姿位は端坐位で、左右の上肢を体側に垂らした状態で最大握力を2回測定し、その左右の最大値の合計を握力値（kg）とした。

足趾把持力は、著者らが自作した足趾把持力測定器を用いて測定した。被験者の左右の足趾把持力を2回測定し、その最大値の合計を足趾把持力値（kg）として採用した（図2-1，図2-2参照）。なお、この測定器から得られる測定値の再現性は、これまでに級内相関係数0.973という極めて高い再現性を確認している（村田ら，2002）。

足関節背屈角度の測定（吉元ら，1996）は、端坐位で膝関節を十分に屈曲した後、自動運動による背屈運動で行った（図6-1）。測定は基本軸を腓骨への垂直線、移動軸を第5中足骨として、ゴニオメーターを用いて左右を測定し、その合計を足関節背屈角度とした。

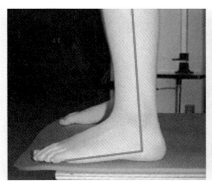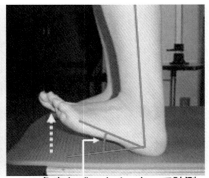

この角度をゴニオメーターで計測

図6-1　足関節背屈角度の計測

端坐位で膝関節を十分に屈曲した後、自動運動による背屈角度を計測。
測定は基本軸を腓骨への垂直線、移動軸を第5中足骨として、ゴニオメーターを用いて左右を測定し、その合計を足関節背屈角度とした。

身体の柔軟性は、長座位体前屈距離をデジタル式長座位体前屈測定器（竹井機器工業製）を用いて測定 (cm) した（図5-5参照）。

　歩行速度は、平地11mを最速歩行してもらい、5m通過地点における所要時間をデジタルストップウォッチで計測した。測定は2回連続して行い、最速値 (m/sec) を評価した。

3. 注意力の評価

　注意力は、TMT-Aおよび身体機能の自己認識の逸脱によって評価した。TMT-Aは、紙面上にランダムに配置された1から25までの数字を小さい方から順に線で結んでいくものであり、主に注意の選択機能を評価するものである（図6-2）。このテストの評価方法は様々であるが、65歳以上の健常高齢者の平均施行時間が218秒であることから（鹿島ら，1986）、本研究では、対象者のほとんどが後期高齢であることを考慮し、3分間の間に正しく結べた数字をTMT-Aの得点とした。

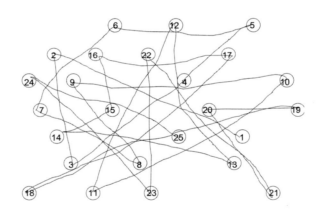

図6-2　Trail Making Test - Part A の記載例

　身体機能の自己認識の逸脱は、最大一歩幅の予測値と実測値との差によって評価した。最大一歩幅は両脚をそろえた状態から最大限に片方の脚を踏み出し、反対側の脚をその横にそろえる。その爪先から踏み出した踵までの距離を測定したが、安全性を考慮して平行棒内で行った。まず平行棒内の床面に、20cm間隔に貼られたカラーテープを対象者に確認してもらい、平行棒に掴まることなく、跨ぐことができる距離を予測してもらう（最大一歩幅の予測値）。次いで、10m前方に置かれた任意の点を注視してもらい、自分が予測したカラーテープの位置を確認することな

く、実際に最大努力での動作を行ってもらった（最大一歩幅の実測値）。得られた予測値と実測値の差（cm）を身体機能の自己認識の逸脱として評価した（図6-3）。

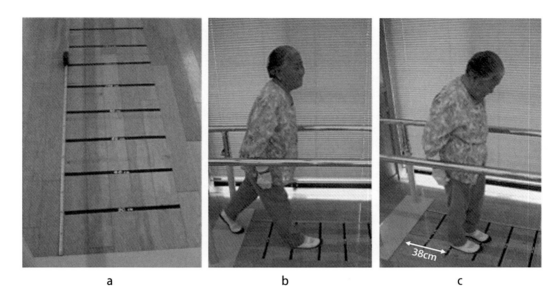

図6-3　身体機能の自己認識の逸脱（最大一歩幅の予測値と実測値との差）の計測

　a：平行棒内の床面に20 cm間隔でカラーテープを貼り、平行棒に掴まることなく、跨ぐことができる距離を予測してもらう（最大一歩幅の予測，例：60 cm）。
　b：両脚をそろえた状態からできる限り大きく片方の脚を踏み出す。
　c：反対側の脚をその横にそろえる。開始時の爪先の位置から踏み出した踵までの距離を測定（最大一歩幅の実測，例：38 cm）。
　　得られた予測値と実測値の差（cm）を身体機能の自己認識の逸脱として評価した（例：60 − 38 = 22 cm）。

③ 統計学的解析法

　転倒歴群と非転倒歴群の年齢、MMSE得点、TMT-A、身体機能の自己認識の逸脱、最大一歩幅、握力、足趾把持力、足関節背屈角度、身体の柔軟性、片足立ち保持時間、歩行速度の比較には対応のないt‐検定を用いた。さらに、転倒歴の有無（転倒経験の有無）と関連する要因を調べるため、ロジスティック回帰分析を行った。ロジスティック回帰分析は、転倒歴の有無を目的変数とし、説明変数は性別、年齢、MMSE得点、TMT-A、身体機能の自己認識の逸脱、最大一歩幅、握力、足趾把持力、足関節背屈角度、身体の柔軟性、片足立ち保持時間、歩行速度として分析した。ま

た、各測定項目間の相関を Pearson の相関係数を用いて検討した。

　なお、すべての統計解析には StatView 5.0 を用い、統計的有意水準を 5% とした。

④　結　果

1. 各測定項目間の相関

　対象者 110 名における各測定項目間の相関を表 6-5 に示した。注意力を評価した TMT-A と身体機能の自己認識の逸脱との間には、有意な負の相関が認められたが、注意力と他の身体能力を評価した変数とは、自己認識の逸脱と最大一歩幅との間に有意な負の相関を認めた以外は、有意な相関は認められなかった。身体能力を評価した最大一歩幅、握力、足趾把持力、足関節背屈角度、身体の柔軟性、片足立ち保持時間、歩行速度は、身体の柔軟性を除き、互いに有意な正の相関を示した。身体の柔軟性は、片足立ち保持時間との間に有意な正の相関が認められたが、その他の測定値とは有意な相関は認められなかった（表 6-5）。

表 6-5　各測定項目間の相関分析（n=110）

	TMT-A	自己認識の逸脱	最大一歩幅	握力	足趾把持力	背屈角度	柔軟性	片足立ち保持時間
自己認識の逸脱	-0.53**							
最大一歩幅	0.18	-0.42**						
握力	0.17	-0.10	0.34**					
足趾把持力	0.05	-0.15	0.57**	0.48**				
背屈角度	0.13	-0.03	0.39**	0.21*	0.47**			
柔軟性	-0.10	0.09	-0.07	0.15	0.18	0.07		
片足立ち保持時間	0.10	-0.19	0.43**	0.43**	0.53**	0.23*	0.39**	
歩行速度	0.03	-0.14	0.62**	0.34**	0.51**	0.34**	0.24*	0.47**

Pearson's correlation coefficient　　**$p<0.01$　*$p<0.05$

2. 転倒歴群と非転倒歴群の比較

　転倒歴群 28 名と非転倒歴群 82 名の 2 群間の比較において、TMT-A、身体機能の自己認識の逸脱、最大一歩幅、足趾把持力、足関節背屈角度、片足立ち保持時間、歩行速度の 7 項目に有意差が認められ、転倒歴群が非転倒歴群より有意に劣って

いた。年齢、MMSE 得点、握力、身体の柔軟性の４項目については有意差が認められなかった（表6-6）。

表6-6　転倒歴群と非転倒歴群との比較

項　目	転倒歴群（n=28）	非転倒歴群（n=82）
年齢（歳）	84.1 ± 0.6	82.8 ± 1.0
MMSE 得点（点）	23.1 ± 0.4	23.5 ± 0.7
TMT-A（点）	10.2 ± 0.6	15.9 ± 0.7***
自己認識の逸脱（cm）	28.0 ± 1.5	13.4 ± 2.4***
最大一歩幅（cm）	31.8 ± 1.9	42.3 ± 3.4**
握力（kg）	30.0 ± 1.0	32.0 ± 1.7
足趾把持力（kg）	2.6 ± 0.4	4.4 ± 0.3***
足関節背屈角度（度）	20.4 ± 1.7	28.8 ± 2.3*
身体の柔軟性（cm）	23.0 ± 1.5	24.6 ± 2.1
片足立ち保持時間（sec）	6.2 ± 1.7	11.2 ± 0.9**
歩行速度（m/sec）	0.8 ± 0.0	1.0 ± 0.1*

平均値±標準誤差、Two group t-test:Unpaired　***$p<0.001$ **$p<0.01$ *$p<0.05$
握力、足趾把持力、足関節背屈角度、片足立ち保持時間は左右の上肢または下肢機能の測定値の合計を示す

　さらに、転倒歴の有無を目的変数としたロジスティック回帰分析を行って、転倒の危険性に関与する因子を検討した。その結果を表6-7 に示した。12 項目の説明変数のうち、TMT-A、足趾把持力、足関節背屈角度のオッズ比が有意であり、Wald 検定の結果についても、転倒の有無と有意に関連する要因はTMT-A と足趾把持力、足関節背屈角度の３項目であった。すなわち、TMT-A の得点が低く、足趾把持力が弱いほど、また足関節背屈角度が少ないほど、転倒の危険性が高いことが明らかとなった（表6-7）。

表6-7　転倒の有無を目的変数としたロジスティック回帰分析

項　目	オッズ比	95%信頼区間
性　別（男性）	0.91	0.16 − 5.22
年　齢	1.05	0.88 − 1.01
MMSE得点	0.88	0.96 − 1.33
TMT-A	1.58**	1.11 − 2.04
自己認識の逸脱	1.03	0.99 − 1.11
最大一歩幅	1.02	0.95 − 1.04
握　力	0.99	0.94 − 1.10
足趾把持力	1.98*	1.08 − 2.88
足関節背屈角度	1.89*	1.05 − 1.76
身体の柔軟性	0.97	0.89 − 1.22
片足立ち保持時間	1.00	0.92 − 1.11
歩行速度	2.89	0.02 − 5.99

Wald-test　　**$p < 0.01$　*$p < 0.05$

⑤　考　察

　加齢に伴う生体の老化現象は、様々な身体的および精神的変化を引き起こすが、障害によりその変化はさらに増長される。また、感覚情報の処理能力の低下は高齢者にとって、時として重大な事故を招きかねない。とくに、高齢者の転倒は、寝たきり状態を招きやすい骨折を起こさないためにも予防することが重要である。

　このような視点から、不注意な行動が転倒を引き起こす原因として指摘されているが、客観的評価に基づいた報告は、著者らが知る限りほとんど行われていない。

　そこで今回、虚弱高齢者110名を対象として、注意を客観的に評価する検査として広く用いられているTMT-Aと、最大一歩幅の自己予測と実測値との差（身体機能に対する自己認識の逸脱）を自分自身の内的環境への注意力を反映する指標と考えて、転倒との関連を検討した。また本研究は、これらの注意機能と、転倒との関連が予想される足趾把持力や片足立ち保持能力など7種の身体機能検査を併せて行い、転倒の発生要因を多面的・総合的に検討した。

　今回対象とした虚弱高齢者の身体能力は、平均片足立ち保持時間が5.0秒、歩行速度が0.9m/secであった。これは、木藤ら（2001）やNagasakiら（1995）の健常高齢者を対象とした研究結果（平均片足立ち保持時間27.5秒、平均歩行速度1.2 〜 1.5

m/sec）と比較すると著しく低下していた。この結果は、本研究で対象とした高齢者が、要介護認定において、在宅で生活するためには何らかの支援または介護が必要と判定された要支援から要介護2の高齢者であったことを考えると当然の結果といえる。

　また、対象者110名の身体能力評価である最大一歩幅、握力、足趾把持力、足関節背屈角度、片足立ち保持時間、歩行速度は、身体の柔軟性を除き、互いに有意な正の相関が認められた。このことは、内的整合性が高いことを意味し、信頼性のある身体能力の測定が行えたと考えられる。また、片足立ち保持時間と歩行速度は、今回測定したすべての身体能力と有意な相関を示したことから、下肢機能を総合的に反映する指標となり得るように思われた。一方、身体の柔軟性は、片足立ち保持時間および歩行速度との間には有意な正の相関が認められたが、その他の測定値とは有意な相関はなかった。諸橋（1999）は、老人ホームに入所中の高齢者（平均76.4歳）を対象として、身体の柔軟性（長座位体前屈距離）と下肢筋力や活動性などの運動能力を調査し、柔軟性と各運動能力との間に相関関係がないことを報告している。今回の結果は、諸橋の先行研究の結果を追認した。

　本研究での注意力の尺度には、TMT-Aを用いた。TMT-Aは、元来Army individual test battery（1944）に含まれていたもので、主に注意の選択機能を視覚的に評価する尺度として広く用いられている（鹿島ら，1986）。注意には、集中と選択の二つの側面がある。すなわち、注意の維持機能（持続的注意）と注意の選択機能（選択的注意）に分類され、さらに、これらを意図的にコントロールする注意の制御機能が想定されている（加藤，1995）。注意の選択機能とは、多くの刺激の中からある刺激に焦点をあてる機能であり、この機能が低下すると行動の一貫性が容易に損なわれる（加藤，2003）。このことから、注意の選択機能は、最も重要な注意の構成要素であり、注意の中核をなすものと考えられる。また、転倒が意図的な行動中（歩行などの立位動作中）に発生しやすいことからも（村田ら，1996；安村ら，1993）、本研究では、注意の選択機能を評価する尺度としてTMT-Aを用いた。

　注意と転倒との関連について、篠田ら（1993）は、転倒によって骨折した78名の高齢者を対象とした調査研究から、転倒は「段差があった」、「他に気を取られた」「滑った」などの周囲の外部環境に対する注意力の低下によるものが多かったとし、注意と転倒との関連を指摘している。また、市川ら（2001）は在宅高齢者を対象とし、遠藤ら（1998）は、入院中の脳卒中片麻痺患者を対象とした調査研究においても、篠田らの結果と同様の報告をしている。今回は、注意力をTMT-Aを用いて定量的に評価し、ロジスティック回帰分析などによって、注意力の低下が転倒の重要な危険因子となることを逸話的ではなく実証的に検証できた。

高齢者の転倒は、歩行中にわずかな段差や小石につまずいた、電気コードや布団に引っかかった、濡れた床や道路で滑ったなどの原因で転倒することが多いとされているが、今回の結果からも、多くの刺激の中から一部の刺激に焦点をあてる機能、すなわち、注意の選択機能の低下が転倒を引き起こす重大な要因であることが明らかにされた。

　その他、ロジスティック回帰分析によって、転倒の危険因子として抽出されたのは、足趾把持力の低下と足関節背屈角度の制限であった。著者らは、足趾・足底機能を足趾把持力として定量的に評価し、虚弱高齢者の足趾把持力が姿勢の安定保持に関与すること、また把持力の低下が転倒の危険因子となることを報告（村田ら，2003）した。Mucagni ら（2000）は、女性高齢者の足関節可動性の低下が、転倒を引き起こす要因になることを報告している。今回の結果も、これら先行研究を追認した。

　本研究の結果から、立位姿勢保持が不安定な虚弱高齢者においては、身体機能の低下、とくに足趾把持力や足関節可動性などの足部機能の低下が転倒の危険因子であることに加え、注意力の低下も転倒を引き起こす重大な要因となることが示唆された。

　なお、本研究の内容は「村田　伸，津田　彰，稲谷ふみ枝・他：在宅障害高齢者の注意と転倒との関連．久留米大学心理学研究，4：61- 70, 2005」に掲載された論文に加筆・修正を加えたものである。

第3節　虚弱高齢者の身体機能・認知機能と転倒発生要因に関する前向き研究

　高齢者の転倒は、彼らの身体機能や精神機能を著しく低下させ、寝たきりを引き起こす要因となり得る（安村・新野，1997）ことから、転倒予防が急務の課題となっている。転倒を未然に防ぐためには、第一に転倒発生要因の解明が重要となる。

　著者らは、前研究の後ろ向き研究において、虚弱高齢者の身体機能ならびに注意力（Trail making test - Part A；TMT-A）を横断的に測定し、過去1年間の転倒の有無との関連を検討した。その結果、TMT-A、足趾把持力、足関節可動性のオッズ比が有意であり、足趾把持力や足関節可動性などの足部機能の低下が転倒の危険因子であることのみならず、注意力の低下も転倒を引き起こす重大な要因であることを報告（村田ら，2005）した。

　一般的に、ある疾病や種々の健康事象の発生要因を証明しようとする場合、要因が結果に先行していることが要求される（畑山ら，2004）。しかし、著者らの前研究は、横断的調査における過去1年間の転倒経験の有無に関連する要因を後ろ向きに明らかにしたに過ぎず、転倒の予測要因を明らかにしたとは言い難い。

　そこで本研究は、転倒リスクが高いことが予想される虚弱高齢者を対象に、1年間の前向き調査を実施し、転倒の発生要因を明らかにすることを目的とした。加齢に伴う老化現象や障害、とくに感覚機能の低下は、環境の変化に適切に対処する能力に影響を及ぼすことが報告されている（小林ら，2003）。自分自身の内的環境および外的な環境双方からの情報を適切に解釈、あるいは対処することが困難になる。この感覚機能の低下が、注意力の低下を引き起こす要因（Saxon, 1999）とされるが、注意の概念は、その言語表現される現象が多様なため、確立された定義はなく、それぞれの研究者がそれぞれの定義を用いている（鹿島，1986；Wellsら，2002；Goldbergら，1985）。そこで、本研究では、高齢者における日常生活のなかでの注意の定義を、高齢者自身とそれを取り巻く環境との関係のなかで、意識を適切な対象に集中し、必要に応じて意識を移動させる過程とする。すなわち、注意力の低下とは意識を必要に応じて選択的に効率よく移動したり維持できない状態と考えた。

　本研究で用いたTMT-Aは、注意機能の机上検査法として、健常成人（鹿島，1986；Lezak, 1995）、前頭葉損傷や高次機能障害者（鹿島，1986；Lezak, 1995；Heilbronnerら，1991；本田，1995）および高齢者（Tombaugh, 2004；Amodioら，2002）などを対象に信頼性と妥当性がすでに確認されている。TMT-Aは、元来Army individual test battery（1944）に含まれていたもので、主に注意の選択機能

を視覚的に評価する尺度として広く用いられている（鹿島，1986）。注意には、集中と選択の二つの側面がある。すなわち、注意の維持機能（持続的注意）と注意の選択機能（選択的注意）に分類され、さらに、これらを意図的にコントロールする注意の制御機能が想定されている（鹿島，1986）。注意の選択機能とは、多くの刺激の中からある刺激に焦点を当てる機能であり、この機能が低下すると行動の一貫性が著しく損なわれるとされている（加藤，2003）。このことから、注意の選択機能は、最も重要な注意の構成要素であり、注意の中核をなすものと考えられる。また、転倒が意図的な行動中（歩行などの立位動作中）に発生しやすい（安村ら，1993；村田ら，1996）ことからも、本研究では、注意の選択機能を評価する尺度として TMT-A を用いた。また、自分自身の内的環境への注意力として、最大一歩幅（武藤ら，2000）の自己予測と実測値との差を身体機能に対する自己認識の逸脱として表した。これら認知面での注意機能と、転倒との関連が予想される足趾把持力や片足立ち保持能力などの身体機能とを併せて評価し、ベースライン調査から1年間の前向き調査により、転倒の発生要因を総合的に検証した。

① 対　象

　ベースライン調査を行った4か所の通所リハビリテーション施設を利用している虚弱高齢者110名を対象としたが、そのうち、1年後の追跡調査が行え得た90名を最終的な分析対象とした。対象とした110名および分析対象とした90名と、除外した20名の属性を表6-8に示す。ベースライン時の年齢や男女の割合、Mini-Mental State Examination（MMS）（Folstein ら，1975；森，1985）、要介護認定、既存疾患などに分析対象者90名と除外した20名との間に特異な差は認められなかった。

　ベースライン調査時の対象者の選択にあたり、重度の認知症や視力障害がないこと、および平地歩行が自立しているを条件としたが、本研究の分析対象者90名におけるMMSEは、最低18点から最高30点、平均23.5点であった。

　なお、対象から除外された20名のうち、11名は既存疾患の悪化のため入院加療中であり、3名は高齢者施設へ入所、2名は転居していた。また、残る4名は死亡していた（表6-8）。

　倫理的配慮として、対象者には研究の趣旨と内容について説明し、理解を得た上で協力を求めたが、研究への参加は自由意思であり、被験者にならなくても不利益にならないことを書面と口頭で十分に説明した。また、家族に対しても、施設で使用している個人連絡ノートを用いて事前に説明し、同意を得た後、調査を開始した。なお、データはコンピューターで処理し、研究の目的以外には使用しないことおよ

び個人情報の漏洩に注意した。

② 調査内容

　ベースライン調査は 2003 年 7 月から 8 月の約 1 ヶ月間をかけて実施した。個人情報の収集と MMSE 実施後、転倒歴の聞き取り、TMT-A 施行時間、最大一歩幅の予測、最大一歩幅の実測、握力測定、足趾把持力測定、足関節背屈角度の測定、身体の柔軟性計測、片足立ち保持時間測定、歩行速度を測定した。具体的な測定手続きは後述する。

表6-8　対象者の属性

		全体	分析対象	除外者
人数 (名)		110	90	20
男性 (名)		17	12	5
女性 (名)		93	78	15
年齢 (歳)		83.1 ± 5.1	83.1 ± 5.1	83.0 ± 5.7
通所回数 (回)		2 (1 － 5 ／週)	2 (1 － 5 ／週)	2 (1 － 5 ／週)
MMSE (点)		23.1 ± 4.4	23.5 ± 4.0	23.0 ± 2.5
要介護認定	要支援	25	22	3
区分 (人数)	要介護1	67	55	12
	要介護2	14	10	4
	要介護3	4	3	1
既存疾患	変形性関節症	28	23	5
(人数)	脳血管障害	21	18	3
	内科疾患	18	15	3
	骨折後遺症	15	14	1
	循環器疾患	12	10	2
	呼吸器疾患	10	9	1
	骨粗鬆症	8	8	0
	腎・泌尿器疾患	8	6	2
	関節リウマチ	6	4	2
	その他	15	12	3

年齢と MMS は平均±標準偏差、通所回数は中央値 (最小値－最大値) を示す

1. 転倒歴調査

転倒歴は、ベースラインから過去1年間の転倒経験の有無を、面接聞き取りおよび利用者カルテによって調査した。本研究における転倒の定義は、Gibson (1990) の定義に従って「自分の意思からではなく、膝や上肢あるいは臀部や腰などの身体部分が床面や地面などのより低い面に接触した場合」とした。ただし、臥床時のベッドからの転落等による転倒は除外した。なお、ベースライン調査から1年間の前向き調査期間における転倒歴と区別を明確にするため、以降「過去の転倒歴」と表記する。

2. 注意力の評価

注意力は、TMT-A および身体機能の自己認識の逸脱によって評価した。TMT-A は、紙面上にランダムに配置された1から25までの数字を小さい方から順に線で結んでいくものであり、主に注意の選択機能を評価するものである。このテストの評価方法は様々であるが、現在よく用いられるのは、誤りがあった場合には検者が指摘しながら最後まで正しく完了させ、その施行時間（秒）で評価する方法と、一定の時間内に正しく結べた数字で評価する方法である（鹿島ら，1986；Lezak, 1995；Tombaugh, 2004）。本研究では、対象者の大半が後期高齢であるため疲労などを考慮し、一定時間内に正しく結べた数字で評価する方法を選択した。施行時間は、65歳以上の健常高齢者の平均施行時間が218秒（鹿島ら，1986）であることから3分間とした（図6-2 参照）。

身体機能の自己認識の逸脱は、最大一歩幅の予測値と実測値との差によって評価した。最大一歩幅は、両脚をそろえた状態から最も大きく片方の脚を踏み出し、反対側の脚をその横にそろえる。その爪先から踏み出した踵までの距離を測定したが、安全性を考慮して平行棒内で行った。まず、平行棒内の床面に、20cm 間隔に貼られたカラーテープを対象者に確認してもらい、平行棒に掴まることなく、跨ぐことができる距離を予測してもらった（最大一歩幅の予測値）。次いで、10m 前方に置かれた任意の点を注視してもらい、自分が予測したカラーテープの位置を確認することなく、実際に最大努力での動作を行ってもらった（最大一歩幅の実測値）。得られた予測値と実測値の差（cm）を身体機能の自己認識の逸脱として評価した（図6-3 参照）。

3. 身体機能評価

握力は、デジタル式握力計（竹井機器工業製）を使用し、測定姿位は端坐位で、左右の上肢を体側に垂らした状態で最大握力を2回測定し、その左右の最大値の

合計を握力値（kg）とした。

　足趾把持力は、著者が自作した足趾把持力測定器を用いて測定した。被験者の左右の足趾把持力を2回測定し、その最大値の合計を足趾把持力値（kg）として採用した。なお、この測定器から得られる測定値の再現性は、これまでに級内相関係数0.973という極めて高い再現性を確認している（村田ら，2002）。

　足関節背屈角度の測定（吉元ら，1996）は、端坐位で膝関節を十分に屈曲した後、自動運動による背屈運動で行った。測定は基本軸を腓骨への垂直線、移動軸を第5中足骨として、ゴニオメーターを用いて左右を測定し、その合計を足関節背屈角度とした。

　身体の柔軟性は、長座位体前屈距離をデジタル式長座位体前屈測定器（竹井機器工業製）を用いて測定（cm）した。

　片足立ち保持時間は、左右につき2回、デジタルストップウォッチを用いて30秒を上限として測定し、その左右の最長時間の合計を片足立ち保持時間（sec）とした。

　歩行速度は、平地11mを最速歩行してもらい、5m通過地点における所要時間をストップウォッチで計測した。測定は2回連続して行い、最速値（m/sec）を評価した。

4. 追跡調査

　追跡調査は、ベースライン調査から1年後の8月、約1ヶ月間かけて実施した。調査は過去1年間の転倒経験の有無を面接聞き取りにて行ったが、転倒調査における聞き取り法による信頼性については、芳賀ら（1996）によって報告されている。なお、本研究においては、信頼性を高めるため、利用者カルテおよび個人連絡ノートを用いて確認した。

5. 統計学的解析法

　転倒経験群と非経験群のベースライン時における特性（年齢、MMSE得点、TMT-A、身体機能の自己認識の逸脱、握力、足趾把持力、足関節背屈角度、身体の柔軟性、片足立ち保持時間、歩行速度）の比較には、対応のない t - 検定を用いた。また、各測定項目間の相関をPearsonの相関係数を用いて検討した。転倒発生と各要因との関連については、転倒経験の有無を目的変数としたロジスティック回帰分析にて検討した。なお、説明変数は性別、年齢、過去の転倒歴、MMSE得点、TMT-A、身体機能の自己認識の逸脱、握力、足趾把持力、足関節背屈角度、身体の柔軟性、片足立ち保持時間、歩行速度として分析した。

前研究によって転倒の危険因子として抽出された足趾把持力の低下と注意力の低下の有無を組み合わせて、表6-9に示すように4つのカテゴリーに分類し、転倒の発生率を比較した。足趾把持力、注意力ともに「平均値 − 0.5標準偏差」未満の者をそれぞれ低下有りとして、足趾把持力、注意力ともに低下がない場合を「問題なし」、足趾把持力の低下はないが注意力の低下がある場合には「注意力の低下のみ」、注意力の低下はないが足趾把持力の低下がある場合には「足趾把持力の低下のみ」、双方の低下が認められる場合を「足趾把持力、注意力ともに低下」とした（表6-9）。

　なお、すべての統計解析にはStatView 5.0を用い、統計的有意水準を5%とした。

表6-9　分析に用いたカテゴリー区分

		足趾把持力の低下	
		有り	無し
注意力の低下	有り	足趾把持力、注意力ともに低下	注意力の低下のみ
	無し	足趾把持力の低下のみ	問題なし

③　結　果

1. 各測定項目間の相関分析

　1年間追跡ができた対象者90名の各測定項目間の相関分析を表6-10に示した。注意力を評価したTMT-Aと身体機能の自己認識の逸脱との間には、有意な負の相関が認められたが、注意力と他の身体能力を評価した変数との間には、有意な相関は認められなかった。身体能力を評価した握力、足趾把持力、足関節背屈角度、身体の柔軟性、片足立ち保持時間、歩行速度は、身体の柔軟性を除き、互いに有意な正の相関を示した。身体の柔軟性は、歩行速度および片足立ち保持時間との間に有意な正の相関が認められたが、その他の測定値とは有意な相関は認められなかった（表6-10）。

表6-10　各測定項目間の相関分析

	TMT-A	自己認識の逸脱	歩行速度	片足立ち保持時間	握力	足趾把持力	背屈角度
自己認識の逸脱	-0.60**						
歩行速度	0.09	-0.19					
片足立ち保持時間	0.12	-0.11	0.49**				
握力	0.10	-0.05	0.36**	0.44**			
足趾把持力	0.22	-0.12	0.48**	0.48**	0.51**		
背屈角度	0.16	-0.04	0.29*	0.26**	0.25*	0.37*	
柔軟性	-0.22	0.09	0.31*	0.40*	0.19	0.15	0.09

Peason's correlation coefficient　　**$p<0.01$　*$p<0.05$

2. 転倒経験群と非経験群の比較

　転倒経験群22名と非経験群68名の2群間の比較において、TMT-A、身体機能の自己認識の逸脱、足趾把持力、足関節背屈角度、片足立ち保持時間、歩行速度の6項目に有意差が認められ、転倒経験群が非経験群より有意に劣っていた。年齢、MMSE得点、握力、身体の柔軟性の4項目については有意差が認められなかった（表6-11）。

表6-11　転倒経験群と非経験群との比較

項目	転倒経験群（n＝22）	非経験群（n＝68）
年齢（歳）	83.9± 3.3	82.9± 5.6
MMSE得点（点）	22.3± 3.8	23.8± 4.1
TMT-A（点）	9.3± 4.7	16.2± 5.3**
自己認識の逸脱（cm）	24.4±13.7	14.7±14.0**
握力（kg）	28.7± 8.6	32.7± 9.3
足趾把持力（kg）	2.1± 1.2	4.5± 2.7**
足関節背屈角度（度）	18.1± 9.5	27.3±10.6**
身体の柔軟性（cm）	24.9± 9.8	25.1±10.3
片足立ち保持時間（sec）	5.9± 7.7	11.5±16.1*
歩行速度（m/sec）	0.8± 0.4	1.0± 0.3*

平均値±標準偏差、対応のないt-検定　　**$p<0.01$　*$p<0.05$
握力、足趾把持力、足関節背屈角度、片足立ち保持時間は左右の上肢または下肢機能の測定値の合計を示す

さらに、転倒経験の有無を目的変数としたロジスティック回帰分析を行って、転倒発生に関与する危険因子を検討した。ロジスティック回帰分析を行うにあたり、多重共線性の問題がないかを VIF にて確認したが、説明変数の VIF は 1.12 から 1.91 の範囲にあり、とくに大きな VIF 値は認められなかった。また、説明変数間の相関係数を検討したが、絶対値の最も大きな相関係数でも 0.60（TMT-A と自己認識の逸脱との間）であったことより（表6-10）、説明変数間の共線性はなかったと判断し、すべての変数を同時に投入しても問題はないと考えられた。その結果、12 項目の説明変数のうち、TMT-A、足趾把持力、足関節背屈角度のオッズ比が有意であり、Wald 検定の結果についても、転倒の有無と有意に関連する要因は TMT-A と足趾把持力、足関節背屈角度の 3 項目であった。すなわち、TMT-A 得点の低下、足趾把持力の低下、また足関節背屈角度の制限が、転倒の発生要因として抽出された。また、過去の転倒歴のオッズ比に有意傾向（$p=0.063$）が認められた（表6-12）。

表6-12　転倒の有無を目的変数としたロジスティック回帰分析

項目	オッズ比	95%信頼区間
性　別（男性）	0.89	0.09 － 8.65
年　齢（高い）	1.04	0.88 － 1.22
過去の転倒歴（転倒有）	1.63 †	0.96 － 6.31
MMSE得点（高い）	0.89	0.72 － 1.10
TMT-A（高い）	1.54**	1.14 － 2.07
自己認識の逸脱（大きい）	1.04	0.96 － 1.12
握　力（強い）	0.99	0.91 － 1.09
足趾把持力（強い）	1.78*	1.06 － 2.98
足関節背屈角度（大きい）	1.69*	1.05 － 1.88
身体の柔軟性（大きい）	0.98	0.90 － 1.11
片足立ち保持時間（長い）	0.97	0.87 － 1.09
歩行速度（速い）	3.19	0.15 －14.79

Wald-test　** $p<0.01$　* $p<0.05$　† $p<0.1$

3. カテゴリー別（足趾把持力と注意力の低下の組み合わせ別）における転倒発生率

　ベースライン時、足趾把持力と注意力がともに低下していた転倒高リスク群の転倒発生率は 60.0%（12 名／ 20 名中）、注意力の低下のみの群は 33.3%（4 名／ 12 名中）、足趾把持力の低下のみの群は 31.6%（6 名／ 19 名中）、双方ともに低下が認められなかった転倒低リスク群は 0%（0 名／ 39 名中）であった（表 6-13）。

表6-13　カテゴリー別の人数と転倒者数

		足趾把持力の低下	
		有り	無し
注意力の低下	有り	12 ／ 20	4 ／ 12
	無し	6 ／ 19	0 ／ 30

転倒者／該当者数を示す

④　考　察

　ベースライン調査における対象者の身体能力は、平均片足立ち保持時間が 5.0 秒、歩行速度が 0.9 m/sec であった。これは木藤ら（2001）や Nagasaki ら（1995）の健常高齢者を対象とした研究結果（平均片足立ち保持時間 27.5 秒、平均歩行速度 1.2 〜 1.5 m/sec）と比較すると著しく低下していた。この結果は、本研究で対象とした高齢者が、要介護認定において、在宅で生活するためには何らかの支援または介護が必要と判定された要支援から要介護 2 の高齢者であったことを考えると当然の結果といえる。

　また、対象者 90 名の身体能力評価である握力、足趾把持力、足関節背屈角度、片足立ち保持時間、歩行速度は、身体の柔軟性を除き、互いに有意な正の相関が認められた。このことは、内的整合性が高いことを意味し、信頼性のある身体能力の測定が行えたと考えられる。また、片足立ち保持時間と歩行速度は、今回測定したすべての身体能力と有意な相関を示したことから、下肢機能を総合的に反映する指標となり得るように思われた。一方、身体の柔軟性は、片足立ち保持時間および歩行速度との間には有意な正の相関が認められたが、その他の測定値とは有意な関係が認められなかった。諸橋（1999）は、老人ホームに入所中の高齢者（平均 76.4 歳）を

対象として、身体の柔軟性（長座位体前屈距離）と下肢筋力や活動性などの運動能力を調査し、柔軟性と各運動能力との間に相関関係がないことを報告している。今回の結果は、諸橋の先行研究の結果を追認した。

　本研究の虚弱高齢者における1年間の転倒者の割合は24.4%であった。この割合は、わが国の在宅高齢者における転倒者の割合が10～20%との報告（安村ら，1991；渡辺，2001；安村ら，1999）を上回った。これは、身体障害を有することで転倒の危険性が高まるとの報告（畑山ら，2004）と一致する結果であった。

　注意力の低下は、虚弱高齢者の転倒を引き起こす要因として抽出された。注意と転倒との関連について、篠田ら（1993）は、転倒によって骨折した78名の高齢者を対象とした調査研究から、転倒は「段差があった」「他に気を取られた」「滑った」などの周囲の外部環境に対する注意力の低下によるものが多かったとし、注意と転倒との関連を指摘している。また、市川ら（2001）は在宅高齢者を対象とし、遠藤ら（1998）は、入院中の脳卒中片麻痺患者を対象とした調査研究においても、篠田らの結果と同様の報告をしている。

　本研究は、ベースラインにおける注意力をTMT-Aを用いて定量的に評価し、1年間の前向き調査期間における転倒経験群22名と非経験群68名について比較検討した。ロジスティック回帰分析の結果、注意力の低下が、転倒発生の重要な危険因子となることを逸話的ではなく、実証的に検証できた。

　高齢者の転倒は、歩行中にわずかな段差や小石につまずいた、電気コードや布団に引っかかった、濡れた床や道路で滑ったなどの原因で転倒することが多いとされるが、今回の結果からも、多くの刺激の中から一部の刺激に焦点をあてる機能、すなわち、注意の選択機能の低下が転倒発生の危険因子となることが実証された。

　その他、ロジスティック回帰分析によって、転倒発生の危険因子として抽出されたのは、足趾把持力の低下と足関節背屈角度の制限であった。著者らは、足趾・足底機能を足趾把持力として定量的に評価し、虚弱高齢者の足趾把持力が姿勢の安定保持に関与すること、また把持力の低下が転倒の危険因子となることを報告（村田ら，2003）した。Mucagniら（2000）は、女性高齢者の足関節可動性の低下が、転倒を引き起こす要因になることを報告している。今回の結果も、これら先行研究を追認した。

　過去の転倒歴のオッズ比は有意傾向にあった。すなわち、過去に転倒経験を有する高齢者は、再度転倒を引き起こしやすい可能性が示された。転倒既往については、転倒の危険因子として欧米を中心に報告されている。Rubensteinら（2002）は、転倒の危険因子および危険度を文献レビューしているが、転倒既往は13論文のうち12論文において危険因子として抽出され、そのオッズ比は1.7から7.0と幅が広い。

とくに、Tinettiら（1988）は、336名の地域在住高齢者を対象とした疫学的研究から、転倒の危険因子としての転倒既往の重要性を指摘している。わが国においても尾花（1997）や安村ら（1991）の報告がある。安村らは、男性247名と女性380の在宅高齢者を対象とした分析から、過去1年間の転倒経験が新たに転倒を引き起こす要因となっていることを報告している。安村らの報告における過去1年間の転倒経験のオッズ比は男女とも1.67であり、本研究における過去の転倒歴のオッズ比1.63と近似している。

　本研究におけるベースライン調査の横断的解析において、虚弱高齢者の足趾把持力と注意力の低下が転倒発生の危険度と関連する可能性を報告（村田ら，2005）した。そこで本研究では、転倒の危険度別に4つのカテゴリーに分けて比較したが、足趾把持力と注意力がともに低下していた転倒高リスク群の転倒発生率は60.0%と高かった。一方、双方ともに低下が認められなかった転倒低リスク群には転倒した者がいなかった。以上の結果から、本研究で実施された前向き研究においても、ベースラインにおける身体機能、とくに足趾把持力などの足部機能の低下が転倒発生の危険因子であることに加え、注意力の低下も転倒を引き起こす重大な予測因子となっていることが実証された。

　これらの知見から、虚弱高齢者の転倒予防プログラムには、身体能力の向上を図るとともに、注意力を高めるための認知トレーニングや環境整備の必要性が示唆された。今後は、注意力を高めたり、足趾把持力の強化や足関節可動性の拡大などのトレーニング法が、転倒予防に対して有効かどうかを明らかにすることが重要であろう。

　なお、本研究の内容は「村田　伸，津田　彰，稲谷ふみ枝・他：在宅障害高齢者の身体機能・認知機能と転倒発生要因に関する前向き研究．理学療法学，33(3)：97-104, 2006」に掲載された論文に加筆・修正を加えたものである。

第 7 章

障害者の足趾把持力

第1節　変形性膝関節症高齢者と健常高齢者の足趾把持力の比較

　高齢化に伴い、加齢による骨・関節の退行性変化に起因する運動器疾患も増加傾向にある（石井ら，2002；浜西，2004）。なかでも、変形性膝関節症（膝 Osteoarthrosis：OA）患者は、年間約 90 万人が外来受診しており、たんに整形外科疾患としてだけではなく、生活機能低下を引き起こす疾患と考えられている（川村，1995）。松田（2004）は、膝 OA の高齢者は、そうでない高齢者と比較して、生活自立度が 3 年間で有意に低下したことを明らかにし、膝 OA が要介護高齢者増加の大きな要因になっていることを示唆している。膝 OA の病態や症状の発現には、主として加齢や肥満による姿勢の変化、関節のアライメント異常などの関与が考えられている（木藤ら，2006）。安全かつ効率的な移動動作に関して、姿勢制御能が必要不可欠な要素であることは言うまでもなく、この姿勢制御能に重要な要因として足趾把持力が挙げられる。近年、高齢者の転倒との関連からも足趾把持力の重要性が報告（井原，1996；木藤ら，2001；加辺ら，2002；村田ら，2003；村田ら，2005；村田ら，2006）されており、脊柱や荷重関節にアライメント異常を来した膝 OA 高齢者では、足趾把持力の低下が推測される。

　本研究の目的は、膝 OA の女性高齢者と健常女性高齢者の足趾把持力、および足趾把持力との関連が報告（村田ら，2006）されている片足立ち保持時間を測定し、その測定値を比較することによって、膝 OA 高齢者の足趾把持力の特性を明らかにすることである。

① 対象と方法

1. 対　象

　膝 OA 群の対象者は、整形外科に通院加療中の膝 OA 患者のうち、重度の認知症が認められない 65 歳以上の女性高齢者で、研究に協力が得られた 14 名（左右 28 肢）である。年齢は平均 73.9 ± 4.2 歳、体重は平均 57.6 ± 5.5kg であった。健常群の対象者は、地域ミニデイサービス事業に参加している 65 歳以上の在宅女性高齢者で、Mini- Mental State Examination が 24 点以上であること、要介護認定を受けていないこと、定期的な通院をしていないこと、体調不良の訴えがないことの条件を満たした 39 名のうち、年齢調整を行った後、無作為抽出された 14 名（左右 28 肢）である。年齢は平均 73.6 ± 4.9 歳、体重は平均 46.4 ± 6.3kg であった。

2. 測定方法

　足趾把持力の測定は、自作の足趾把持力測定器（図2-6参照）を用いて測定した（村田ら，2006）。被験者に端座位をとらせ、膝関節を90度屈曲した姿勢で、測定方法を十分に習得させた後、休息をとりながら左右2回ずつ測定し、その平均値を採用した。また、本測定器による足趾把持力の測定値の再現性は、級内相関により優秀（谷，1997；桑原ら，1993）であることを確認している（ICC=0.953）（村田ら，2006）。なお、足趾把持力と併せて、体格による偏りを除くため体重比百分率（%）に換算した値の分析も行った。

　片足立ち保持時間の測定は、開眼片足立ち位で姿勢保持できる時間をデジタルストップウォッチで左右2回ずつ測定し、その平均値を採用した。この際、被験者には裸足になること、両上肢はかるく体側につけること、2m前方の視線と同じ高さの点を注視することなどの条件で測定した。

3. 統計学的解析法

　膝OA群と健常群における各測定値の関連については、ピアソンの相関係数を用いて検討した。さらに、体重、足趾把持力、体重比足趾把持力、片足立ち保持時間の比較には対応のないt-検定を用いて分析した。

② 結 果

　膝OA群の足趾把持力は平均4.5 ± 1.7kg、体重比百分率は7.9 ± 3.0%、片足立ち保持時間は平均13.0 ± 10.2秒であった。健常群の足趾把持力は平均6.3 ± 1.8kg、体重比百分率は13.7 ± 4.0%、片足立ち保持時間は平均35.5 ± 38.1秒であった。

　膝OA群と健常群の年齢、体重、足趾把持力、片足立ち保持時間のそれぞれの単相関分析の結果、膝OA群と健常群は、ともに足趾把持力と片足立ち保持時間にのみ、有意な正の相関が認められた（膝OA群 r=0.67, p<0.01；健常群 r=0.77, p<0.01）（表7-1，表7-2）。

表7-1　膝OA群における各測定値の関連

	年齢	体重	足趾把持力	片足立ち保持時間
年齢	—			
体重	-0.42	—		
足趾把持力	-0.33	-0.01	—	
片足立ち保持時間	-0.33	-0.03	0.67**	—

**p<0.01

表7-2　健常群における各測定値の関連

	年齢	体重	足趾把持力	片足立ち保持時間
年齢	—			
体重	0.15	—		
足趾把持力	-0.21	0.23	—	
片足立ち保持時間	-0.49	0.02	0.77**	—

**p<0.01

　膝OA群と健常群における各測定値の比較では、足趾把持力（p<0.01）、体重比足趾把持力（p<0.01）、片足立ち保持時間（p<0.05）に有意な差が認められ、膝OA群の測定値が有意に低値を示した。体重は、膝OA群で有意に高値を示した（p<0.01）（表7-3）。

表7-3　膝OA群と健常群における各測定値の比較

	膝OA群（n＝14）	健常群（n＝14）
足趾把持力（kg）	4.5 ± 1.7	6.3 ± 1.8**
体重比足趾把持力（%）	7.9 ± 3.0	13.7 ± 4.0**
片足立ち保持時間（秒）	13.0 ± 10.2	35.5 ± 38.1*
体重（kg）	57.6 ± 5.5	46.4 ± 6.3**

*p<0.05　**p<0.01

第7章　障害者の足趾把持力

③　考　察

　本研究は、膝 OA の女性高齢者と健常女性高齢者の足趾把持力および片足立ち保持時間を測定し、その測定値を比較することにより、膝 OA 高齢者の足趾把持力の特性について検討した。

　膝 OA 群と健常群における年齢、体重、足趾把持力、片足立ち保持時間のそれぞれの単相関分析の結果、膝 OA 群と健常群は、ともに足趾把持力と片足立ち保持時間にのみ有意な正相関が認められた。著者らは、地域在住高齢者男性 21 名を対象に、開眼片足立ち保持時間と身体機能との関連を検討し、開眼片足立ちで 30 秒間保持が可能であった群は、有意に足趾把持力が高値を示したことを報告（村田ら，2006）している。今回の結果も、高齢者における足趾把持力と片足立ち保持時間との関連を追認する結果となった。さらに膝 OA 群でも、その関連が認められたことから、足趾把持力と片足立ち保持時間は、関節疾患の有無に関わらず影響していることが示唆された。

　膝 OA 群と健常群における各測定値の比較では、足趾把持力、体重比足趾把持力、片足立ち保持時間に有意差が認められ、OA 群の測定値が有意に低値を示した。井原ら（2006）は、膝 OA 高齢者と同年代の健常高齢者を比較し、膝 OA 高齢者では体幹・下肢筋力や関節位置覚、神経筋伝達機能などが有意に劣っており、足趾・足部の神経運動器協調訓練の重要性を述べている。今回の結果も、膝 OA 高齢者では健常高齢者と比較して、下肢機能が劣るとする先行研究を支持する結果となった。また、足趾機能の低下と高齢者の転倒リスク増加との関連（村田ら，2003；村田ら，2005；村田ら，2006）から、健常高齢者より足趾把持力が低下している膝 OA 高齢者では、転倒の危険性が高まることが推察された。

　一方、膝 OA 群では健常群と比較して、体重が有意に高値を示した。肥満が膝 OA の危険因子であることは先行研究（Manek ら，2003；Anderson ら，1988）からも明らかであり、今回の対象者においても矛盾のない結果であった。

　これらの知見より、膝 OA 高齢者の理学療法を実施する場合、評価や治療部位を膝関節とその周囲筋に限定するのではなく、足趾機能についても評価する意義と重要性が示唆された。しかし、本研究の対象者は診断名のみでの分類に止まっており、X 線による病期分類は行っていない。今後は、病期分類別での分析を行うことにより、さらに詳細に膝 OA 高齢者の足趾把持力の特性を検討していく必要があろう。

　なお、本研究の内容は「甲斐義浩，村田　伸，中村定明・他：変形性膝関節症高齢者と健常高齢者の足把持力の比較．理学療法科学，22(4)：495- 498, 2007」に掲載された論文に加筆・修正を加えたものである。

第2節　パーキンソン病患者における低速歩行と足趾把持力との関連

　パーキンソン病は、慢性に進行する神経変性疾患のなかでも罹患者数が多く（厚生労働省，2008）、振戦、筋固縮、無動、姿勢保持障害を特徴とした運動障害が生じる疾患である。これらの運動障害により、動作遂行障害や歩行障害を来すようになる。歩行障害のなかでも、突進現象やすくみ足は転倒のリスクが高く、骨折などの新たな疾患を引き起こす原因となり得る。また、パーキンソン病患者の下肢筋力は、バランス能力や歩行と関連することが指摘されている（Pangら，2009）。よって、パーキンソン病患者の身体機能について検討するうえで、下肢筋力を評価することは重要である。

　足趾把持力は、これまでに多くの報告（木藤ら，2001；村田ら，2007；金子ら，2009；岡田ら，2010）が行われている。例えば、健常高齢者の転倒群は非転倒群と比較して足趾把持力の有意な低下を認め、バランス能力や歩行との間に有意な相関があることが示されている（木藤ら，2001）。健常高齢者の足趾把持力は、握力や大腿四頭筋筋力と比べて加齢により急激に低下する（村田ら，2007）が、トレーニングにより足趾把持力が有意に改善することも報告（金子ら，2009）されている。また、パーキンソン病患者の足趾把持力は、健常高齢者と比較して有意に低下し、症状が進行するほど低かったと報告（岡田ら，2010）され、足趾把持力がパーキンソン病患者にとって重要な下肢筋力であることが確認されている。

　歩行を評価する場合、その多くは対象者に出来るだけ速く歩くことを求める「最速歩行」により測定されている（佐々木ら，2009；堀本ら，2010；鈴木ら，2010）。ただし、パーキンソン病患者に最速歩行テストを実施することは、突進現象、すくみ足および転倒の危険性があり、リスク管理を考慮すると推奨できない。そこで、著者らは対象者に出来るだけゆっくり歩いてもらう「低速歩行」を実施することで、パーキンソン病患者の歩行能力を評価できないかと考えた。先行研究では、歩行条件として低速歩行を採用し、歩行周期や身体重心の変化を捉えた研究は散見（後藤，1987；下田ら，2008）されるが、下肢機能と低速歩行との関係について検討した報告は見当たらない。なお、本研究における低速歩行とは、異なる歩行速度条件を伝えることで歩行速度が変化したという報告（飯田ら，2007；Leiperら，1991）を参考に、意図的にゆっくりと歩くことを伝え、通常歩行よりも速度が低下した状態とした。

　本研究の目的は、自力歩行が可能なパーキンソン病患者を対象に、足趾把持力お

および下肢筋力の代表値として用いられる大腿四頭筋筋力が、通常歩行と低速歩行から得られた歩行パラメーターに与える影響について検討した。

① 対象と方法

1. 対　象

　A 病院に外来通院中のパーキンソン病患者 17 名（平均年齢 70 ± 3.9 歳、男性 5 名、女性 12 名）を対象とした。その内訳は Hoehn & Yahr の重症度分類による stage Ⅱ が 3 名、stage Ⅲ が 14 名で、確定診断を受けた時点から判断された発症からの期間は平均 6（1 〜 15）年であった。重症度分類ごとの発症からの期間は、stage Ⅱ が 2 〜 4 年、stage Ⅲ が 1 〜 15 年であった。倫理的配慮として、本研究はヘルシンキ宣言に従った。すべての対象者に研究の趣旨と内容を十分に説明し、同意を得たうえで測定を開始した。また、研究の参加は自由意思であること、参加しない場合や中止をしても現在受けている医療行為に対して不利益がないことを説明した。個人情報保護の遵守を伝え、データ管理は厳重に行った。本研究は、事前に施設長および担当医師、現場責任者の承認を得て実施した。

2. 測定方法

　測定項目は、下肢筋力の指標として足趾把持力と大腿四頭筋筋力を測定した後、各歩行パラメーターを測定した。

　足趾把持力の測定には、足趾筋力測定器（竹井機器工業製 T.K.K3361）を用いた。対象者の測定肢位は端坐位、膝関節 90°屈曲位で実施し、足趾を把持バーにかけ把持できることを確認した。また、踵をベルトで固定し、股関節と膝関節は動かないように留意した。練習により測定方法を習得した後、左右 2 回ずつ測定し、その最大値を体重比百分率（%）に換算した。

　大腿四頭筋筋力の測定には、ハンドヘルドダイナモメーター（アニマ社製等尺性筋力測定装置 μ Tas F-1）を用いた。被験者をプラットホーム上で端坐位、膝関節 90 度屈曲位とさせた。パッドを下腿遠位部に設置した上で、この測定装置をベルトで固定し、測定時に臀部が治療台から浮かないように留意した。最大等尺性収縮筋力を左右ともに 2 回測定し、その最大値を体重比百分率（%）に換算した。

　歩行パラメーターは、シート式下肢荷重計（アニマ株式会社、ウォーク Way MW- 1000）を用いて評価した。測定方法は、2.4m のシート上を低速歩行および通常歩行の 2 種類の速さで実施した。歩行開始と終了時の加速と減速を考慮し、測定区間の前後に 2m の予備区間を確保した。1 施行の測定時間を上限 30 秒とし、

得られたデータは機器と直接接続したパソコンへ取り込んだ。歩行中の速度（m/秒）、歩行率（歩／分）、ストライド（m）、歩隔（m）を導出し、これらを歩行パラメーターとした。なお、低速歩行の測定に際し、歩行区間はゆっくり歩くこと、なおかつ止まらないようにすることを説明した。通常歩行については、普段のように歩くことを伝えた。測定は、低速歩行および通常歩行ともに2回行い、その平均値を採用した。

3. 統計学的解析法

　対象者の低速歩行と通常歩行から得られた速度、歩行率、ストライド、歩隔を対応のあるt-検定を用いて比較した。また、下肢筋力（足趾把持力と大腿四頭筋筋力）と低速歩行、および通常歩行から得られた各歩行パラメーターとの関連については、ピアソンの相関係数を求めて検討した。なお、統計解析にはSPSS19.0（日本IBM社製）を用い、有意水準は5%とした。

② 結　果

　対象者の各測定値の平均と標準偏差を表7-4に示した。低速歩行と通常歩行から得られた各歩行パラメーターを比較した結果、速度、歩行率、ストライド、歩隔のすべてに有意な差が認められ、速度、歩行率、ストライドにおいて低速歩行が通常歩行より有意に低値を示した。また、歩隔は低速歩行が通常歩行より有意に高値を示した（表7-4）。

第7章　障害者の足趾把持力

表7-4 各測定項目の測定値（n=17）

	平均値	標準偏差
下肢筋力		
大腿四頭筋筋力（%）	37.8	13.2
足趾把持力（%）	11.6	6.9
低速歩行		
速度（m/秒）	0.49	0.22
歩行率（歩/分）	82.0	21.5
ストライド（m）	0.70	0.22
歩隔（m）	0.18	0.06
至適歩行		
速度（m/秒）[a]**	0.85	0.23
歩行率（歩/分）[a]**	113.8	15.9
ストライド（m）[a]**	0.89	0.19
歩隔（m）[a]*	0.15	0.06

a）：低速歩行との比較、*:p<0.05　**:p<0.01

　下肢筋力と歩行パラメーターとの相関について、足趾把持力と有意な相関が認められたのは、低速歩行の速度（r=−0.51、p<0.05）、およびストライド（r=−0.55、p<0.05）であった。低速歩行の歩行率および歩隔とは有意な相関は認められなかった。また、足趾把持力と通常歩行のすべての歩行パラメーターとの間に有意な相関は認められなかった。一方、大腿四頭筋筋力は、低速歩行および通常歩行のすべての歩行パラメーターとの間に有意な相関は認められなかった（表7-5）。

123

表7-5 下肢筋力と歩行パラメーターとの相関（n=17）

	足趾把持力		大腿四頭筋筋力	
	低速歩行	至適歩行	低速歩行	至適歩行
速度	-0.51*	0.17	-0.01	0.19
歩行率	-0.24	0.37	-0.14	0.03
ストライド	-0.53*	0.02	0.00	0.17
歩隔	0.22	-0.01	-0.10	-0.39

ピアソンの相関係数、* :p<0.05

③ 考 察

　本研究は、パーキンソン病患者の大腿四頭筋筋力と足趾把持力を測定し、低速歩行および通常歩行から得られた歩行パラメーターとの関連を検討した。低速歩行の速度は通常歩行に比べて有意に低値を示したことから、低速歩行の指示により対象者が指示通りにゆっくり歩けたことが確認された。また、対象者は歩行速度を低下させるために、歩行率とストライドを低下させ、バランスを保持するために歩隔を広げたものと推察した。

　下肢筋力と歩行パラメーターとの関連をみると、足趾把持力は低速歩行の速度およびストライドとの間に有意な負の相関が認められた。すなわち、足趾把持力が強いほどストライドを狭く、ゆっくり歩行できることが確認された。足趾把持力は、バランス能力と関連があることが先行研究により報告（村田ら，2007；加辺ら，2002）されている。高齢者の足趾把持力は、動的バランスに関与し、把持力が強い高齢者ほど10m歩行時間が短く（村田ら，2007）、足趾把持力を強化することにより転倒の危険性を減少させる可能性が指摘（加辺ら，2002）されている。さらに、歩行速度を遅くすると頭部動揺の規則性が低下すると報告（飯田ら，2007）されている。つまり、遅く歩けるということは歩行能力が高いと考えられる。また、ゆるやかな動きで行う太極拳はバランス能力を改善させることが報告（大平ら，2010）されている。言い換えれば、バランスが良い人ほど、意図的にゆっくりとした運動ができると考えられる。本研究の結果、足趾把持力と低速歩行の速度およびストライドとの間に有意な相関が認められたことから、パーキンソン病患者においても、バランス能力が良好なほど、ゆっくりとしたペースで歩けるものと考えられた。

　一方、大腿四頭筋筋力は低速歩行および通常歩行から得られたすべての歩行パラ

メーターとの間に有意な相関は認められなかった。これまでに大腿四頭筋筋力は、歩行速度と有意に相関することが報告（大森，2004；村田ら，2010；Ringsberg ら，1999）されている。ただし八谷ら（2011）は、パーキンソン病患者の大腿四頭筋筋力と ADL との間には有意な相関が認められなかったと指摘している。本研究でも、歩行能力と大腿四頭筋筋力との間に関連が認められなかったことから、大腿四頭筋筋力のような単一筋による評価では、パーキンソン病患者の身体機能を捉えることは難しいのかもしれない。

　本研究の結果より、パーキンソン病患者の下肢筋力は、従来から下肢筋力の代表値として使用される大腿四頭筋筋力よりも足趾把持力の方が、低速歩行時の歩行パラメーターと関連することが示唆された。パーキンソン病患者の症状は運動障害が著明に現れるため、意図的にゆっくり歩く低速歩行が、パーキンソン病患者の身体機能をより反映する可能性が示された。

　ただし、パーキンソン病患者の特徴である前傾姿勢などの姿勢保持障害の影響について検討を行えていないのが本研究の限界である。本研究は健常高齢者との比較を行っていない。そのため、今回の結果が疾患特有の現象なのかについては本研究では明らかにできない。また、今回の対象者は、Hoehn & Yahr の重症度分類における stage II および III であったため、他の stage でも同様の結果が得られるかは不明である。今後は、健常高齢者との比較やパーキンソン病の重症度別による検討を行い、疾患および重症度ごとの特性を明確にしていくことが必要であろう。

　なお、本研究の内容は「八谷瑞紀，村田　伸，熊野　亘・他：パーキンソン病患者における低速歩行と足趾把持力との関連．ヘルスプロモーション理学療法研究3(2)：53- 57, 2013」に掲載された論文に加筆・修正を加えたものである。

第8章

足趾把持力トレーニング

第1節　虚弱高齢者に対する足趾把持力トレーニングによる転倒予防対策

　世界一の長寿国となったわが国の平均寿命は毎年延伸し、2016年時点で男性が80.98歳、女性が87.14歳となった（厚生労働省，2017）。ただし、平均寿命と日常生活に支障のない期間である健康寿命との差は、男女ともに広がっている（内閣府，2017）。このことは、わが国の社会的な課題となっており、健康日本21（第2次）においても健康寿命の延伸が基本方針（厚生労働省，2017）にあげられている。また、要介護認定者数も600万人を超えており、とくに要支援および軽度要介護認定（要介護度1および2）を受けた高齢者が大半を占める（内閣府，2017）。なかでも、転倒による外傷や骨折は高齢者の日常生活を著しく低下させる（真野，1999）。とくに、大腿骨頸部骨折後では208例中約50%もの人に機能的予後が悪化し、約26%が歩行不能に陥ったとの報告（林，1997）もある。

　転倒の発生要因については様々な報告（村田ら，1996；安村ら，1993；藤田，1995；Daubneyら，1999；望月ら，1994；Mucagniら，2000；橋詰ら，1986；岡田ら，1996；Helfand，1966；Benvenutiら，1995；Koskiら，1996；村田ら，2003；村田ら，2005）があり、主なものに、片足立ち保持能力との関連（安村ら，1993；藤田，1995）、下肢筋力との関連（Daubneyら，1999；望月ら，1994）、足関節可動性との関連（Mucagniら，2000）、感覚入力や中枢統合処理との関連（橋詰ら，1986；岡田，1996）、および足趾・足底機能との関連（木藤ら，2001；村田ら，2003；村田ら，2005）を指摘したものがある。著者らは、足趾・足底機能を足趾把持力として定量的に評価し、虚弱高齢者の足趾把持力の低下が転倒の危険因子となることを報告（村田ら，2003；村田ら，2005）した。しかし、足趾把持力強化の介入効果に関する報告（木藤ら，2001；井原，1996）は、健常者において、重心動揺に改善効果がみられたと報告されているが、転倒予防に対する効果や身体に障害を有する高齢者に対する介入効果については明らかにされていない。

　そこで本研究では、虚弱高齢者の足趾把持力および転倒歴等を調査し、足趾把持力トレーニングが、転倒予防に及ぼす効果の有無を検証した。

第8章　足趾把持力トレーニング

①　対　象

　佐賀県嬉野町（A施設）と福岡県小郡市（B施設）および八女郡黒木町（C施設）の3カ所の通所リハビリテーション施設を利用している虚弱高齢者137名（男性23名、女性114名）のうち、①女性であること、②自力歩行が可能であること、③重度の認知症がないこと（Mini-Mental State Examination：MMSEが20点以上を対象）、④脳血管障害では下肢の麻痺が軽度なこと（Brunnstrom stage V以上）の条件を満たす68名を調査対象とした。

　なお、対象者を女性に限定した理由は、個体間の筋力や歩行速度などの身体能力に性差が指摘されていること（奈良ら，2001；Andrewsら，1996）、高齢者の転倒の比率は女性に高いこと（石川ら，1993）、さらに大腿骨頸部骨折などが多いこと（石川ら，1993；Gallagherら，1980）からである。また対象者の選択を、MMSE 20点以上とした理由は、過去1年間における転倒歴の信頼性（芳賀ら，1996）を期すためであった。

　これら3施設の対象者に対して、足趾把持力トレーニングの効果を検証するために、A施設とB施設に通所している52名は、介入群として足趾把持力トレーニングを実施し、C施設に通所している16名は、コントロール群として足趾把持力トレーニングを行わなかった。なお、介入群は52名中、脱落例が4名（継続不能）あり、48名として、コントロール群と比較調査した。

　対象とした64名（介入群48名、コントロール群16名）の属性は表8-1に示したごとくであり、年齢は平均82.4±6.1歳、既存疾患は変形性関節症が最も多く、次いで脳血管障害、内科疾患、骨折後遺症（関節拘縮・筋力低下など）、循環器疾患であった。なお、パーキンソン病と診断されていた2名は、振戦症状が軽微で日常生活動作（Activities of Daily Living：ADL）は自立していた。また、その他の対象者においても、トレーニングに影響を与えるような特異的な平衡機能障害のある者はいなかった。要介護認定は要支援と要介護1が多く、要介護2はわずかであった。また、コントロール群16名と介入群48名の年齢、体重、通所回数、MMSEなどの個人特性に有意差はなかった（表8-1）。

　さらに、初期調査時から1年後に、介入群48名のうち、脱落例4名（脳血管障害の再発2名、転居1名、死亡1名）を除いた44名と、コントロール群16名のうち、脱落例8名を除いた8名について追跡調査を行った。なお、コントロール群8名の脱落理由は、3名が転倒による骨折（大腿骨頸部骨折2名、胸腰椎圧迫骨折1名）、2名が脳血管障害の再発、1名が股関節置換術、1名が家庭の諸事情、残る1名が死亡であった。

129

倫理的配慮として、対象者には研究の趣旨と内容について説明し、理解を得た上で協力を求めたが、研究への参加は自由意思であり、被験者にならなくても不利益にならないことを書面と口頭で十分に説明した。また、家族に対しても、施設で使用している個人連絡ノートを用いて事前に説明し、同意を得た後調査を開始した。なお、データはコンピューターで処理し、研究の目的以外には使用しないことおよび個人情報の漏洩に注意した。

表8-1　対象者の属性

		コントロール群	介入群	合　計
性別・人数（名）	女性	16	48	64
年齢（歳）		80.4±5.5	83.1±6.3	82.4±6.1
体重（kg）		47.8±7.2	43.8±8.2	44.8±8.1
通所回数（回）		2（1−3／週）	2（1−5／週）	2（1−5／週）
MMSE（点）		23（20〜30）	23.5（20−30）	23（20−30）
疾患（名）	変形性関節症	8	18	26
	脳血管障害	3	11	14
	内科疾患	2	10	12
	骨折後遺症＊	3	8	11
	循環器疾患	1	9	10
	呼吸器疾患	0	8	8
	腎・泌尿器疾患	1	7	8
	骨粗鬆症	0	5	5
	慢性関節リウマチ	0	4	4
	パーキンソン病	0	2	2
	その他（頸髄症など）	2	1	3
要介護認定	要支援	6	24	30
	要介護1	8	21	29
	要介護2	2	3	5

年齢・体重は平均±標準偏差、通所回数・MMSEは中央値（最小値−最大値）を示す
＊骨折後遺症とは骨折後生じた廃用性の筋力低下や関節拘縮などを示す

第8章　足趾把持力トレーニング

② 調査方法

　個人情報の収集や MMSE 実施後、介入の効果判定を行うため、転倒歴、ADL 評価、足趾把持力測定、大腿四頭筋およびハムストリングスの筋力測定、片足立ち保持時間測定、重心動揺測定、歩行速度を介入の前後に測定した。介入群には、足趾把持力トレーニングを 3 ヶ月間行い、コントロール群についても初期調査時から 3 ヶ月後に、介入群と同様の方法で身体機能検査を行った。さらに、初期調査から 1 年後に追跡調査を実施した。

1. 転倒歴調査

　転倒歴は、最近 1 年間の有無を面接聞き取り、および利用者カルテによって調査した。転倒は、Gibson（1990）の定義に従い、「自分の意思からではなく、膝や上肢あるいは臀部や腰などの身体部分が床面や地面などのより低い面に接触した場合」として聞き取りを行った。

2. 身体機能評価

　ADL、足趾把持力、大腿筋力、片足立ち保持時間、重心動揺、歩行速度について、以下のごとく測定した。

　ADL は、Barthel Index（BI）（土屋ら，1997）によって評価した。食事動作、移乗動作、整容、トイレ動作、入浴、移動、階段昇降、更衣、排便の管理、排尿の管理の 10 項目を、それぞれの自立度に応じて 5、10、15 点を配点し、その総計を 100 点満点として評価した。

　足趾把持力は、著者らが自作した足趾把持力測定器を用いて測定した。被験者の利き足を 2 回測定し、その最大値を足趾把持力値（kg）として採用した（図 2-1，図 2-2 参照）。なお、この測定器から得られる測定値の再現性は、これまでに級内相関係数 0.973 という極めて高い再現性を確認している（村田ら，2002）。

　また、利き足の大腿四頭筋およびハムストリングスについて、Hand-held dynamometer（Jtech Medical 社製 Power Track Ⅱ）を用い、坐位、膝関節 90 度屈曲位として等尺性収縮筋力を 2 回測定し、その最大値を評価した。また体格差を考慮して、測定値を体重で除し体重比筋力を求めた。

　片足立ち保持時間の測定は、開眼片足立ち位で姿勢保持できる時間について、利き足につき 2 回、30 秒を上限としてデジタルストップウォッチを用いて測定し、その最長時間を採用した。この際、被験者には裸足になること、両上肢はかるく体側につけること、2m 前方の視線と同じ高さの点を注視することなどの条

131

件の下で測定した。片足立ち保持時間は、利き足につき2回、デジタルストップウォッチを用い、30秒を上限としてその最長時間を測定した。

重心動揺の測定は、重心動揺計（Anima社製 Gravicorder GS－10C）を用いて測定した。測定は、開眼における30秒間の静止立位保持における総軌跡長を評価した。この際、被験者には裸足になること、両上肢はかるく体側につけること、2m前方の視線と同じ高さの点を注視することなどの条件の下で測定した。

歩行速度は、「出来るだけ速く歩いてください」との口頭指示による最速歩行速度を評価した。歩行開始時と終了時の加速と減速を考慮し、平地11mを最速歩行してもらい、中間5mの所要時間をデジタルストップウォッチで計測した。測定は2回連続して行い、最速値（m／秒）を評価した。

3. 足趾把持力トレーニングの方法

介入群（A，B施設48名）に対して3種類の足趾把持力トレーニングを看護師の監視下で15分間実施した。そのうち、タオルのたぐり寄せ運動については、対象者の足趾把持力に応じて、タオルの端に500 ml、1000 ml、1500 mlの水を入れたペットボトルを置き、抵抗負荷量を調節した（図8-1・図8-2）。また、それらの運動を対象者に自宅でも実施できるように指導し、施設利用日を含めて週4日以上、3ヶ月間実施してもらった。なお、自宅における実施状況は、施設で利用している個人連絡ノートで確認した。

コントロール群（C施設16名）については、通常通りの生活を継続してもらい、特別な運動は行わないようにした。

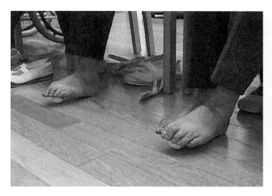

図8-1　ゴルフボール運動

ボールを転がしたり、足底の前・中・後部で5〜10秒間、体重をかけながら押す。

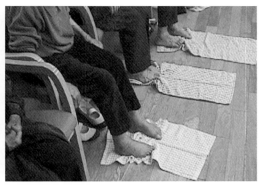

図8-2　タオルのたぐり寄せ運動

足趾把持力に応じて、タオルの端に500ml〜1500mlの水を入れたペットボトルを置き、抵抗負荷量を調節した。

4. 統計学的解析法

コントロール群と介入群における個人特性（年齢・体重）、および身体機能（足趾把持力・大腿四頭筋筋力・ハムストリングス筋力・片足立ち保持時間・重心動揺・歩行速度）の比較には、対応のない t-検定を用い、通所回数、MMSE 得点および BI 得点の比較には Mann-Whitney 検定を用いた。

コントロール群および介入群について、介入前・後の測定値を比較し、足趾把持力トレーニングが身体機能および動作能力に及ぼす効果を判定した。さらに、運動中止後の効果の持続性を調べるため、介入前と追跡調査時の測定値を比較した。統計手法は対応のある t-検定を用いた。

足趾把持力トレーニングの転倒予防に対する効果は、コントロール群および介入群のそれぞれの介入前1年間の転倒者数と追跡調査時（初期調査時より1年後）の転倒者数をカイ二乗検定で比較した。

なお、すべての統計解析には StatView 5.0 を用い、統計的有意水準は 5% とした。

③ 結　果

1. 対象者の身体機能と転倒歴

　対象者 64 名の BI による ADL 自立度は 70 ～ 100 点、中央値 100 点であり、身体運動機能評価は表 8-2 に示したごとく、足趾把持力 2.0 ± 1.7kg、歩行速度 0.78 ± 0.24m/sec などであった。

　介入群 48 名とコントロール群 16 名の身体機能の測定値には、ハムストリングス筋力に有意差を認めたが、その他の項目には有意差は認められなかった（表 8-2）。

　転倒の有無は、対象者女性 64 名のうち、最近 1 年間に転倒を経験した者は、コントロール群対象者 16 名中 4 名（25.0%）、介入群対象者 48 名中 13 名（27.1%）、合計 17 名（26.6%）であった。

表8-2　コントロール群と介入群の身体機能の比較

	コントロール群 (n=16)	介入群 (n=48)	合計 (n=64)
足趾把持力 (kg)	1.8 ± 1.7	2.0 ± 1.7	2.0 ± 1.7
大腿四頭筋筋力 (N/kg)	2.61± 0.96	2.28± 0.89	2.36± 0.91
ハムストリングス筋力 (N/kg)	1.67± 0.68	1.26± 0.50*	1.36± 0.55
片足立ち保持時間 (sec)	3.6 ± 4.2	3.9 ± 4.9	3.8 ± 4.7
重心動揺 (cm)	82.9 ±33.5	91.8 ±40.8	89.5 ±40.2
歩行速度 (m/sec)	0.79± 0.07	0.77± 0.29	0.78± 0.24

平均値±標準偏差、Two group t-test:Unpaired　　* $p<0.05$
重心動揺は介入群 2 名が測定不能であったため、46 名で比較した。

2. 足趾把持力トレーニングが身体機能および動作能力に及ぼす影響

　コントロール群については、初期調査時と比較して 3 ヶ月後の身体機能および動作能力に有意差が認められた項目はなかった。また、1 年後の身体機能および動作能力を初期調査時と比較すると、片足立ち保持時間が 4.2 ± 4.3sec から 2.8 ± 2.7sec に有意に短縮した。その他の項目には有意差が認められなかった（表 8-3・表 8-4）。

　介入群については、初期調査時と比較し、3 ヶ月間の運動介入後有意差が認められたのは、足趾把持力、片足立ち保持時間、歩行速度であり、足趾把持力は 2.0

± 1.7kg から 2.7 ± 2.1kg に有意に向上し、片足立ち保持時間は 3.9 ± 4.9sec から 5.1 ± 5.5sec に有意に延長、歩行速度は 0.77 ± 0.29m/sec から 0.83 ± 0.34m/sec に有意に向上した。また、重心動揺は 91.8 ± 40.8cm から 86.0 ± 33.1cm に減少を認め、危険率 5.7% の有意水準境界域を示した。大腿四頭筋筋力、ハムストリングス筋力には有意差が認められなかった（表 8-3）。

　なお、足趾把持力トレーニングの実施状況は良好で、48 名全員が体調不良日を除き、施設利用日を含めて週 4 日以上実施できていた。また、48 名中 11 名は、ほぼ毎日訓練を実施していた。なお、訓練による疼痛や不快感を訴えた者はいなかった。

　また、介入群の 1 年後の身体機能および動作能力を初期調査時と比較すると、足趾把持力が 2.1 ± 1.7kg から 2.5 ± 1.9kg に有意な向上を認めた。その他の項目には有意差が認められなかった（表 8-4）。

表8-3　コントロール群と介入群における 3 ヶ月後の身体機能の比較

	コントロール群 (n=16)	介入群 (n=48)
足趾把持力 (kg)	1.6 ± 2.0	2.7 ± 2.1**
大腿四頭筋筋力 (N/kg)	2.48± 0.95	2.34± 0.91
ハムストリングス筋力 (N/kg)	1.68± 0.70	1.33± 0.53
片足立ち保持時間 (sec)	3.1 ± 3.7	5.1 ± 5.5*
重心動揺 (cm)	84.7 ±30.9	86.0 ±33.1
歩行速度 (m/sec)	0.75± 0.17	0.83± 0.34

平均値±標準偏差、Two group t-test:Unpaired　** $p<0.01$　*$p<0.05$ 介入群対象者 52 名のうち 4 名が継続不能であったため、介入群はこの 4 名を除いた 48 名で分析した。

表8-4　コントロール群と介入群における１年後の身体機能の比較

	コントロール群（n=8）	介入群（n=44）
足趾把持力（kg）	1.4 ± 1.8	2.5 ± 1.9**
大腿四頭筋筋力（N/kg）	1.98± 0.56	2.24± 0.86
ハムストリングス筋力（N/kg）	1.50± 0.71	1.22± 0.49
片足立ち保持時間（sec）	2.8 ± 2.7	4.7 ± 4.8*
重心動揺（cm）	89.6 ±35.4	88.3±35.4
歩行速度（m/sec）	0.65± 0.14	0.81± 0.33

平均値±標準偏差、Two group t-test:Unpaired　　** p<0.01　*p<0.05 コントロール群対象者 16 名のうち８名が調査不可、介入群対象者 52 名のうち８名が調査不可であったため、コントロール群は８名、介入群は 44 名で分析した。

3. 足趾把持力トレーニングの転倒予防効果

　足趾把持力トレーニングが転倒予防に効果があったか否かを検討するため、初期調査前後１年間の転倒歴を比較した。足趾把持力トレーニング介入群 48 名のうち、調査前１年間に転倒を経験した者は 13 名、調査開始後１年間に転倒を経験した者は４名（44 名中）であり、有意に介入群対象者の転倒が減少した｛ χ^2（Yates 補正）=3.87, p<0.05｝（表 8-5）。

　コントロール群 16 名については、調査前１年間に転倒を経験した者は４名、調査開始後１年間に転倒を経験した者は５名であり、有意差は認められなかった。

表8-5　介入群における初期調査前後１年間の転倒歴の比較

	非転倒者数	転倒者数	合計
初期調査前（名）	38	14	52
初期調査後（名）	40	4	44

χ^2（Yates 補正）=3.87　p<0.05

第8章　足趾把持力トレーニング

④ 考　察

　ヒトが立位で安定した活動を行うためには、足趾の把持機能が重要になる。
Brookhart ら（1984）は、足底の固有感覚受容器からの情報が、姿勢調整機構の安定
化に重要であると述べ、井原（1996）は、足趾・足底でしっかりと地面を掴むことが、
足底固有感覚受容器からの情報に対して、的確に姿勢を制御するために重要である
と述べている。馬場ら（2000）は、足の把持機能を足握力として表し、健常高齢者の
立位動作や転倒との関係について報告している。しかし、足趾把持力測定器の信頼
性の検討が十分であったとはいえず、不明瞭なことも少なくない。また、虚弱高齢
者を対象とした報告は、渉猟し得た1990年〜2002年の間には見出すことができな
かった。

　そこで、虚弱高齢者女性を対象として、級内相関係数 r=0.973 という極めて高い
再現性を有した自作の足趾把持力測定器（村田ら，2002）を用いて、足趾把持力と身
体機能との関係や転倒との関連を検証した。その結果、対象例では、足趾把持力と
片足立ち保持時間との間に有意な正の相関（r=0.71, p<0.001）が認められ、重心動
揺とは有意な負の相関（r=−0.46, p<0.001）が認められた。すなわち、足趾把持力が
強いほどに片足立ち保持時間は延長し、重心動揺は減少することを示唆しており、
足趾把持力によって姿勢の安定化が生じることが示唆された。さらに、転倒歴群（18
名）と非転倒歴群（50名）を比較し、ロジスティック回帰分析などによって、足趾把
持力の低下が転倒の重要な危険因子（OR=2.55, 95%CI=1.04-6.28）となることを報
告した（村田ら，2003）。

　そこで今回、足趾把持力の低下が立位姿勢保持の低下を来し、転倒の危険因子と
なると考えられたことから、足趾把持力トレーニングを週4回以上の頻度で3ヶ
月間実施した。その結果、介入群では足趾把持力トレーニングによって足趾把持力
（p<0.001）、片足立ち保持時間（p<0.05）、歩行速度（p<0.05）が有意に改善し、重心
動揺も減少傾向（p=0.057）を認めた。足趾把持力トレーニングによる足趾把持力の
向上は直接的な効果であるが、片足立ち保持時間、歩行速度、重心動揺においても
効果が得られた。この理由として、安静時や運動時の身体部位の相対的な位置を的
確に知らせる感覚とされる固有感覚（Swinkels ら，1995）が、足趾把持力トレーニ
ングにより賦活され、増強された足趾把持力とともに、身体の重心位置の変化を的
確にとらえて姿勢を制御するためと推察した。これらのことから、高齢者のリハビ
リテーション・看護ケアを行う上で転倒防止は重要であり、ベッドサイドでも簡便
に行える足趾把持力トレーニングは有用であると思えた。

　また、足趾把持力トレーニングにより歩行速度の向上も認められた。伊東ら

137

(1990) は、高齢者の重心動揺が増大すると歩行率が減少し、歩行速度が低下すると述べている。今回の介入群対象例における歩行速度は、介入前平均 0.77m/ 秒、介入後平均 0.83m/ 秒であり、歩行速度の速まりが認められた。足趾把持力トレーニングによる歩行速度の改善は、足趾把持力が向上して、歩行時の蹴り出し時に足趾把持力が前進駆動力として作用し易くなったためと考えられた。

今回の結果から、足趾把持力が女性の虚弱高齢者の立位姿勢保持に重要な役割を果たしていること、また足趾把持力トレーニングが転倒予防に有効であることが示唆された。これらのことから、虚弱高齢者女性の転倒予防を含めた健康増進プログラムには、足趾把持力トレーニングが有用と思えた。

なお、本研究の内容は「村田伸, 忽那龍雄：在宅障害高齢者に対する転倒予防対策足把持力トレーニング. 日本在宅ケア学会誌 7(2)：67- 74, 2004」に掲載された論文に加筆・修正を加えたものである。

第8章　足趾把持力トレーニング

第2節　虚弱高齢者の足趾把持力の向上を目指したフットケアの効果―ランダム化比較試験による検討―

　我が国の高齢化は、世界に類をみない状況で進行している。 2013 年には、日本の 65 歳以上の高齢化率が 25.1%（3,198 万人）となり、総人口の 4 人に 1 人が高齢者となった（統計局，2007）。このような急速に進む高齢化に伴い、高齢者の医療費や介護保険の高騰が社会的問題となり、なかでも高齢者の転倒・骨折による経済的損失は大きく、約 7,300 億円が転倒後の医療・介護費用として毎年費やされている（林，2007）。また、転倒は社会に大きな経済的損失を与えるのみならず、高齢者の生活の質の低下や寝たきりを招く原因にもなる。これは転倒後症候群と称され、再転倒の恐怖により行動や日常生活活動範囲を極度に制限してしまうために生じる（Holand，1993）。

　高齢者の転倒要因調査では、実に 100 を超える転倒要因が挙げられており（Lordら，1996；Covinsky ら，2001；Wallmann ら，2001）、非常に多くの要因が転倒に関与すると考えられている。なかでも足趾把持力は、高齢者の立位バランスや転倒との関連から、その重要性が数多く報告（村田ら，2002；木藤ら，2001；加辺ら，2002）されてきた。例えば著者らは、在宅高齢者の足趾把持力低下が転倒を引き起こす重大な要因であることを横断的な後ろ向き研究（村田ら，2005）、ならびに縦断的な前向き研究（村田ら，2006）によって報告した。これらのことより、高齢者の足趾把持力を向上させることは、バランス能力を向上させ、転倒予防を図ることが期待できる。

　足趾把持力の重要性については多くの文献に述べられているにも関わらず、転倒予防の必要性の高い高齢者の足趾把持力トレーニングの効果を検討した報告は少ない。また研究手法として、エビデンスを確立するためにはランダム化されていることが望ましいが、ランダム化比較試験（randomized controlled trial）によって検証された足趾把持力トレーニングの先行研究は見当たらない。足趾把持力は，上肢の筋力に比べ加齢の影響を受けやすいことが報告（村田ら，2007）されている。足趾把持力は加齢の影響要因があり、それがトレーニング効果に影響を与える可能性がある。先行研究において、虚弱高齢者の足趾把持力に影響を及ぼす身体要因を検討した結果、足趾柔軟性が高い者ほど足趾把持力が強いことが報告（安田ら，2010）されている。そこで本研究では、足趾柔軟性の改善を目的としたフットケアと、足趾把持力トレーニングによる足趾把持力の向上効果を検証する。

　一般に、フットケアとは足部に施すケアの総称であり、その具体的内容は足部の

139

観察、入浴や足浴、爪切り、靴の選定指導、足部の運動、マッサージ等を指す（姫野ら，2004）。本研究におけるフットケアとは、足浴と足趾・足部の筋のストレッチングと定義した。ストレッチングにより得られる効果は、筋肉を含めた組織柔軟性の維持・向上、関節可動域の維持・改善とされている（板場，2004）。さらに、足浴を温熱療法として行う。これは、ストレッチングの効果に寄与する物理療法が温熱療法とされ、温熱療法は軟部組織や腱の伸張性を増加させ、ストレッチングによる組織伸張効果を増加させることが報告（網本，2003）されているためである。

　本研究は、虚弱高齢者女性を対象にフットケアと足趾把持力トレーニングの介入を行い、その介入が足趾把持力、足趾柔軟性、Functional　Reach　Test（FRT）、重心動揺、歩行速度、握力、大腿四頭筋筋力におよぼす効果について、ランダム化比較試験の手法により明らかにすることを目的とした。

① 対象と方法

1. 対　象

　某通所リハビリテーション施設を利用している女性高齢者 74 名のうち、独歩での歩行が可能な 70 名を対象にした。研究の趣旨と内容、得られたデータは研究の目的以外には使用しないこと、および個人情報の漏洩に注意すること、また、研究への参加は自由意思であり、被験者にならなくても不利益にならないことを口頭と書面で説明し、理解を得た上で協力を求めた。対象者 70 名のうち、64 名から参加の同意を得た。重度の認知機能の低下が認められない（Mini-Mental State Examination：MMSE で 20 点以上）こと、重度の麻痺および感覚麻痺がないことの条件を満たした 52 名を対象とした。ただし、効果判定の分析は、プログラム介入後の調査が行えた 47 名となった（表 8-6）。

表8-6　対象者のプロフィール

	全体	フットケア併用群	足趾把持力トレーニング群	コントロール群
人数（名）	47	16	15	16
年齢（歳）	84.9±6.2	83.4±5.4	83.1±6.7	83.7±6.7
体重（kg）	45.8±8.6	47.7±8.8	43.8±7.5	43.6±8.6
要介護認定区分（名）				
要支援1	14	4	5	4
要支援2	13	3	4	5
要介護1	18	7	4	4
要介護2	6	2	2	2
要介護3	1	0	0	1
疾患名（名）				
整形外科的疾患	28	9	8	9
脳血管疾患	12	4	3	4
心疾患	4	1	0	2
その他	8	2	2	2

平均±標準偏差

　なお、対象者を女性に限定した理由は、個体間の筋力や歩行速度などの身体機能に性差が指摘されていること（大内, 2001）、高齢者の転倒の比率は女性に高いこと（平野ら, 2010）、さらに大腿骨頚部骨折などが多いことからである（藤田ら, 2002）。

　介入研究を行うにあたり、それら対象者を年齢による層別化無作為割付け法（浜島, 1994）を用いて、3つの群に分けた。フットケアと足趾把持力トレーニングを行う群18名（以下：フットケア併用群）、足趾把持力トレーニングのみを行う群17名（以下：足趾把持力トレーニング群）、それに通常の通所リハビリテーションサービスのみの群17名（以下：コントロール群）である。（図8-3）

　分析対象者は、プログラム介入後の調査が行えた47名（フットケア併用群は2名脱落し16名、足趾把持力トレーニング群は2名脱落し15名、コントロール群は1名脱落し16名）とした。なお、本研究終了後、足趾把持力トレーニング・コントロール群に配置された参加者についてフットケア併用群と同様の介入プログラムを提供した。

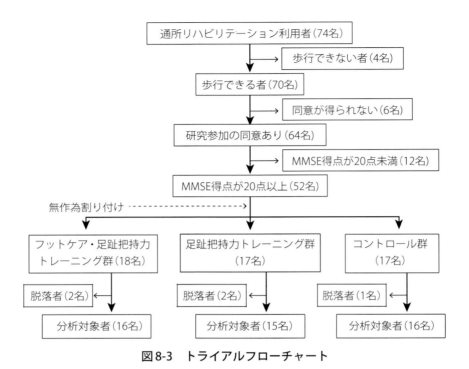

図8-3 トライアルフローチャート

2. 身体機能評価

ベースライン調査として、介入開始前に身体機能に関する調査を実施した。個人の属性に関する情報の収集を実施した後、身体機能評価として足趾把持力、足趾柔軟性、足長、Functional Reach Test (FRT)、重心動揺、歩行速度、握力、大腿四頭筋筋力を評価した。

足趾把持力の測定は、著者らが開発した足趾把持力測定器（図2-5参照）を使用した（村田ら，2006）。測定は、被験者に端座位をとらせ、膝関節を90度屈曲した状態で実施した。測定に際して、予め母指と第5指の末節骨、第2指から第5指の中節骨が足指把持バーにかかるように、足部調節ダイヤルで調節し、把持バーを足指でしっかりと把持できることを確認した（図2-6参照）。測定は測定方法を十分に習得させた後、左右2回ずつ測定し、左右の最大値の合計を足趾把持力値（kg）として採用した。

足趾柔軟性の測定（村田ら，2005）は端座位で、30cm定規をプラスチックシートに取り付けた専用シート上に足底を置き、足の踵後面を後壁にしっかりと固定させる。専用シート上で足長を測定した後、踵部を専用シートから離さないことを条件に、足趾および前足部を自動運動で最大屈曲させ、踵後端から足部先端の

距離を測定した。足長からその距離を除いた値を足趾柔軟性とした。左右2回ずつ測定し、左右の最大値の合計値を足趾柔軟性（cm）とした。

FRTの計測は、靴を履き肩幅に開脚した立位で肩関節90°挙上位を保持し、踵を浮かせないこと、体幹の回旋を伴わないことを指示した上で、限界までの前方リーチを行わせた。2回の計測を行い、移動距離の最大値（cm）を採用した。踵部が浮いた場合やバランスが崩れた場合は無効とし、再度測定を行った。

重心動揺は、重心動揺計（アニマ社製GS 10C）を用いて測定した。被験者は、両足での静止立位として、上肢を体側につけ、2m前方の目の高さに設定指標を注視させ、姿勢を保持するように指示した。測定時間は、検査肢位での姿勢保持直後の初期応答を除いた30秒として計測した。採用値は、総軌跡長（LNG：cm）と外周面積（ENV：cm^2）とした。

歩行速度は、靴を履き平地5mの最速歩行による所要時間をデジタルストップウォッチで測定した。歩行開始時と終了時の加速と減速を考慮し、測定区間の3m手前から3m奥までの11mを歩行区間とした。測定は2回連続して行い、最速値（m/sec）を代表値とした。

握力の測定には、デジタル式握力計（竹井機器工業製）を使用した。測定姿位は立位で、左右の上肢を体側に垂らした状態で最大握力を左右とも2回測定し、左右の最大値の合計を握力値（kg）とした。

大腿四頭筋筋力は、ハンドヘルドダイナモメーター（アニマ社製等尺性筋力測定装置Tas F-1)を用い、測定は加藤ら（2001）の方法に従い、被験者を座位、膝関節90°屈曲位とし、ハンドヘルドダイナモメーターのセンサーパッドを下腿遠位部に設置して測定した。なお、再現性を高めるためにセンサーパッドをベルトで固定し、測定時に殿部が椅子から浮かないように留意した。測定は左右2回行い、左右の最大値（kg）の合計を採用した。

なお、筋力の代表値を左右の最大値の合計とした理由は、前田ら（2000）の報告に基づいた。前田ら（2000）は、歩行障害を有する高齢者を対象に、歩行可能な下肢筋力の推定を行った結果、歩行の可否の判別が行えたのは健側あるいは患側の一方の筋力ではなく、両側の合計値であったと報告し、高齢者における両側の測定値を体力評価の指標とする重要性を示している。

これら身体機能に関する調査は、フットケアや足趾把持力トレーニング介入終了後に同様の検査を実施し、介入の効果を判定した。なお、介入終了後の検査日には、フットケアならびに足趾把持力トレーニングは実施しなかった。

3. 介入方法

　フットケアや足趾把持力トレーニングの介入は12週間、週に2日の頻度で行った。フットケアの方法は、足浴と足趾・足部の筋のストレッチングとした。足浴は、足浴機器（ウォーミングバブルスパWBS-6000）を使用し、薬液等は使用せず39℃のお湯を使用して15分間の足浴を行った。足浴機器は、保温・加温機能があり、温度の設定が可能である。姿勢は座位で、足底部から約7cmまでが足浴槽に着水している状態を保持した。また、フットケア中は様子観察を行い、バイタルの変化や皮膚の熱傷の防止に努めた。

　足趾・足部の筋のストレッチングは、足浴の後10分間行った。対象者は、背臥位で長母趾伸筋、短母趾伸筋、長趾伸筋、短趾伸筋、短母趾屈筋、長母趾屈筋、虫様筋、短趾屈筋、長趾屈筋など、足趾・足部に付着する筋のストレッチングを行った（図8-4）。ストレッチングの伸張強度は、痛みによる筋収縮を誘発しない疼痛閾値直前の伸張強度とし、対象者に確認しながら一方向20秒かけて理学療法士が行った。ストレッチング中は息を止めないこと、ストレッチングされていることを意識してもらうことを実施前に指導した。

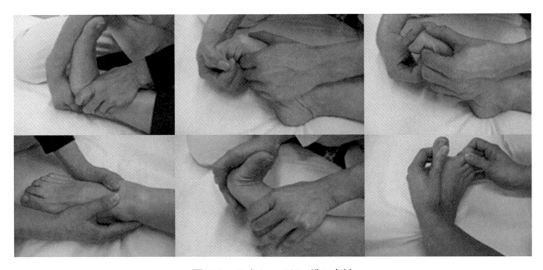

図8-4　ストレッチングの方法

足趾把持力トレーニングは、タオルギャザーを理学療法士の管理下で週2日行った。タオルギャザーは、座位で床に広げたタオル（75cm）を素足で踵を浮かさないよう両足趾にて自分の方に5回たぐり寄せた（図8-5）。対象者の足趾把持力に応じて、タオルの端にペットボトル（500〜2000ml）を置き抵抗負荷量を調節した（図8-6）。

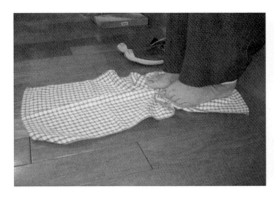

図8-5　タオルギャザーの方法

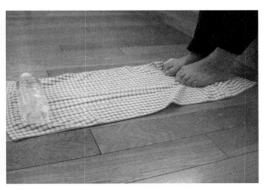

図8-6　抵抗負荷量を調節したタオルギャザー

4. 統計学的解析法

トレーニングの介入前における各測定値の3群比較には、一元配置分散分析を用いた。また、介入の効果判定には二元配置分散分析を用いて、多重比較にはScheffeの検定で分析した。いずれの検定も、統計学的有意水準は5%とし、統計ソフトにはSPSS16.0を用いた。

2　結　果

フットケア併用群は2名が脱落し16名、足趾把持力トレーニング群も2名が脱落し15名、コントロール群は1名が脱落し16名、計47名で解析した。脱落者5名の脱落理由は入院が4名、腰痛が出現したためが1名であった。足浴中のバイタルの悪化や皮膚の熱傷を負った者はおらず、ストレッチングやトレーニング中の事故や気分不良により中断した者もいなかった。

分析対象としたフットケア併用群16名、足趾把持力トレーニング群15名、コントロール群16名の3群間の介入前の年齢、体重、測定したすべての測定項目に有意差は認められなかった。

介入前後におけるフットケア併用群、足趾把持力トレーニング群、コントロール群の各測定値の変化を表8-7に示す。介入の効果について、二元配置分散分析を用いて検討した結果、交互作用は足趾把持力（F = 9.863、p<0.01）、足趾柔軟性（F = 4.667、p<0.01）、FRT（F = 12.597、p<0.01）、歩行速度（F = 8.459、p<0.01）の4項目に認められた。多重比較検定の結果、フットケア併用群の足趾把持力、足趾柔軟性、FRT、歩行速度は、足趾把持力トレーニング群やコントロール群と比較して有意に高値を示した（p<0.05）。足趾把持力トレーニング群の足趾把持力、FRT、歩行速度も、コントロール群と比較して有意に高値を示した（p<0.05）。一方、フットケア併用群と足趾把持力トレーニング群の重心動揺（LNG、ENV）、握力、大腿四頭筋筋力の3項目には、介入前後での有意差は認められず、コントロール群とも有意差は認められなかった。なお、コントロール群においては、測定したすべての項目で介入前後に有意な変化は認められなかった（表8-7）。

表8-7　各測定値の変化

| | フットケア併用群（16名） | | 足趾把持力トレーニング群（15名） | | コントロール群（16名） | | |
	介入前	介入後	介入前	介入後	介入前	介入後	交互作用
体重（kg）	47.7±8.8	47.1±8.7	43.8±7.5	44.1±7.8	43.6±8.6	43.9±8.1	
足把持力（kg）	9.3±2.8	14.5±2.2	9.0±2.8	11.1±2.9	8.6±2.4	8.1±2.1	＊＊
柔軟性（cm）	3.7±1.1	5.4±1.3	3.3±1.1	3.6±1.1	3.3±1.0	3.4±0.9	＊＊
FRT（cm）	14.0±4.7	27.5±2.3	13.8±6.9	20.5±6.0	13.9±6.9	13.2±5.7	＊＊
歩行速度（m/sec）	0.9±0.3	1.4±0.3	0.9±0.2	1.0±0.2	0.8±0.3	0.7±0.2	＊＊
LNG（cm）	107.3±37.8	60.0±10.4	109.1±55.9	89.8±35.9	95.1±29.8	103.6±30.9	ns
ENV（cm²）	9.8±8.9	4.2±1.7	5.8±1.9	5.7±3.8	5.7±2.2	6.5±1.9	ns
大腿四頭筋筋力（kg）	28.7±9.5	29.8±6.5	33.7±9.1	31.0±8.1	30.5±10.0	26.4±9.8	ns
握力（kg）	29.3±7.7	29.3±6.9	30.5±8.4	30.5±8.2	30.2±9.0	28.7±10.0	ns

平均値±標準偏差
＊＊：p<0.01.　＊：p<0.05.　ns：not significant.

第8章　足趾把持力トレーニング

③ 考　察

　本研究は、効果的な足趾把持力トレーニングの方法を明らかにすることを目的に
実施した。具体的には、フットケアと足趾把持力トレーニングが虚弱高齢者の足趾
把持力、足趾柔軟性、FRT、重心動揺、歩行速度、握力、大腿四頭筋筋力に及ぼす効
果について、ランダム化比較試験により検討した。フットケアや足趾把持力トレーニ
ングを週2日の頻度で12週間行った結果、フットケアと足趾把持力トレーニン
グを併用した群が足趾把持力、足趾柔軟性、FRT、歩行速度の4項目において、他
の2群よりも有意な増加を示した。このことから、フットケアと足趾把持力トレー
ニングの併用は、足趾把持力トレーニングを単独で行うよりも足趾柔軟性が改善さ
れ、足趾把持力が増強し、動的立位バランスの向上や歩行速度が増加することが確
認された。

　本研究で行った足浴と足趾・足部の筋のストレッチングは、足趾の柔軟性を改善
する目的で行った。これは、足趾把持力の強化には足趾の柔軟性を高める必要性が
報告（安田ら，2010）されているためである。土井ら（2010）は、健常成人に対してス
トレッチングを行った結果、有意に関節可動域が改善したことを報告している。さ
らに、本研究では温熱療法を併用したが、加温は筋膜や腱、筋線維などの軟部組織
の粘弾性を高めることがすでに報告（Mutungi ら，1998；田中ら，1997）されている。
Kitay ら（2009）は、71名の変形性膝関節症患者を対象にダブルクロスオーバー試
験を用いて、関節可動域訓練と温熱療法を行った結果、関節可動域の有意な改善と
痛みの軽減を報告している。本研究は、温熱療法とストレッチングの併用により足
趾柔軟性の改善が認められ、先行研究を追認する結果となった。

　また、同様の足趾把持力トレーニングを行ったにも関わらず、フットケア併用群
の方が有意な足趾把持力の向上が認められた。足趾柔軟性が改善することで、足趾
把持力の主動作筋である足趾屈筋群の張力を有効に働かせ、トレーニング効果が増
大したと考えられる。基礎的研究ではあるが、すでに廃用性筋萎縮が起こっている
筋に対して温熱負荷を与えることで回復が促進するという報告（Goto ら，2004；渡
部ら，2006）、ストレッチングと温熱療法との併用によりタンパク質合成が促進され
るという報告（Locke ら，1994；沖田ら，2004）がある。本研究では、足趾柔軟性を
改善する目的でフットケアを行ったが、温熱療法とストレッチングには基礎研究と
同様の効果が生じた可能性がある。しかし、臨床研究において同様の報告はなく、
ストレッチングと温熱療法の筋力向上効果については今後の課題としたい。

　また、足趾把持力トレーニングのみを行った群は、コントロール群と比較すると
有意に足趾把持力、FRT、歩行速度が向上した。高齢者を対象にした先行研究（小

林ら，1999；木藤ら，2001）では、足趾把持力の有意な向上は認められず、高齢者の足趾把持力強化が難しいことを示している。そこで本研究では、足趾把持力が有意に向上している方法（村田ら，2004）で、足趾把持力トレーニングを12週間行った結果、足趾把持力の有意な向上が認められたことは臨床的意義が高い。

　さらに、足趾把持力トレーニングによって、動的立位バランスの指標であるFRTにも向上効果が認められた。動的立位バランスの評価指標であるFRTは、Duncanら（1990）によって開発された評価方法であり、動的立位バランス能力をスクリーニングする方法として行われてきた。加辺ら（2004）や辻野ら（2007）は、健常成人を対象にFRTと足趾把持力との関係を分析した結果、足趾把持力がFRTに関与していることを報告している。本研究においても先行研究を追認する結果となり、足趾把持力が向上したことでFRTの向上が認められたと考えられた。

　また、足趾把持力トレーニングにより歩行速度の向上が認められた。伊東ら（1990）は、高齢者の重心動揺が増加すると歩行率が減少し、歩行速度が低下すると述べている。一方、歩行速度や歩幅の向上については膝伸展筋力増加との関係が報告（伊東ら，1985）されている。ただし、本研究では大腿四頭筋筋力に介入前後で有意な変化は認められていない。このことから、足趾把持力の増加が足趾離床期の踏み切り動作を促進し、速度の増加に影響を与えたものと推察した。

　これらの結果から、足趾把持力トレーニングを単独で行うよりも、足趾柔軟性を高めるフットケアを併用することでトレーニング効果が高まることが明らかとなった。ただし本研究は、対象が虚弱高齢女性に限られているため、結果を一般化することは難しい。男性や年齢層を広げた研究、障害の種類や程度を考慮した研究が今後の課題である。

　なお、本研究の内容は「安田直史，村田　伸：要介護高齢者の足把持力の向上を目指したフットケアの効果　ランダム化比較試験による検討．ヘルスプロモーション理学療法研究 4(2)：55- 63, 2014」に掲載された論文に加筆・修正を加えたものである。

第 9 章

足趾把持機能を高めるシューズの開発

第1節　足趾把持機能を高めるインソール　（靴の中敷き）の開発

　ヒトが安定した立位姿勢を保持するためには足趾把持機能、とくに足趾把持力が重要である（井原, 1996；村田, 2004）。足趾把持力とは地面を足趾・足底で掴む力であり、短母趾屈筋、長母趾屈筋、虫様筋、短趾屈筋、長趾屈筋などの作用により起こる複合運動である（村田ら, 2002）。この足趾把持力は、高齢者の立位バランス（新井ら, 2011）や転倒（村田ら, 2006）との関連からその重要性が報告されてきた。さらに、足趾把持力はトレーニングによって強化が可能であり（村田ら, 2004；福田ら, 2008；安田ら, 2014）、強化することで転倒者が減少（村田ら, 2004）することから、足趾把持力への介入が転倒予防に有効であることが示されている。

　また近年では、足趾把持機能を高める重要性が介護予防、とくにロコモティブシンドロームの予防の観点から注目（湯村ら, 2016）され、そのトレーニング効果は一定の成果（村田ら, 2004；石橋ら, 2013；安田ら, 2014）を上げている。ただし、効果的なトレーニング法であっても継続して実施することは難しく、効果の持続性の問題が指摘（Dishman ら, 1985）されている。本研究で紹介するインソールを装着した靴を履くことで立位バランスが向上すれば、効果の持続性の問題が解決され、高齢者の介護予防に貢献できる可能性が高い。

　本研究の目的は、つま先部分を反発性の高い合成繊維で立体メッシュ構造とし、第1趾から第5趾の基節骨中央付近に凸形状の盛り上がり（足趾把持バー）を付けた特殊構造のインソールを紹介するとともに、その効果を重心動揺計で測定した総軌跡長と外周面積から検証した。なお、本研究は健常成人を対象とした研究であり、健常高齢者や虚弱高齢者を対象とした研究を行う前の基礎的研究と位置づけられる。

① 対象と方法

1. 対　象

　対象は、K 大学理学療法学科に所属する健常女性 50 名で、対象者の平均年齢は 20.1 ± 1.1 歳、平均体重は 54.1 ± 6.2kg、平均身長は 160.0 ± 5.3cm であった。各対象者には研究の趣旨と内容について説明を行い、理解を得た上で協力を求めた。また、研究への参加は自由意思であることを口頭と書面で説明し参加の同意を得た。

2. インソールの構造と機能

開発したインソールは、本体部分を合成樹脂発泡体（エチレン・ビニール・アセテート）、および足先部（趾骨部）に反発性の高い合成繊維（立体メッシュ）を用いて作成した。構造上の特徴は、上述した足先部の立体メッシュ構造と第1趾から第5趾の基節骨中央付近に設けた凸形状の盛り上がり構造（足趾把持バー）である。その他、歩行中のヒールコンタクト時の安定性を向上させるために踵部を立体形状にし、ミッドスタンス時の内側縦アーチを保持するために内側面も立体形状にした（図9-1）。

このインソールを靴に装着して歩行すると、ターミナルスタンスにおいて足先部の合成繊維（立体メッシュ）が足趾にかかる荷重で沈み込み、基節骨の中央付近に設けた足趾把持バーを足趾が認知し、足趾の把持運動（掴む）を促進させる構造とした。なお、立位姿勢においても、前足部に荷重がかかることにより足趾の把持運動が促進され、立位バランスが安定すると考えられる。

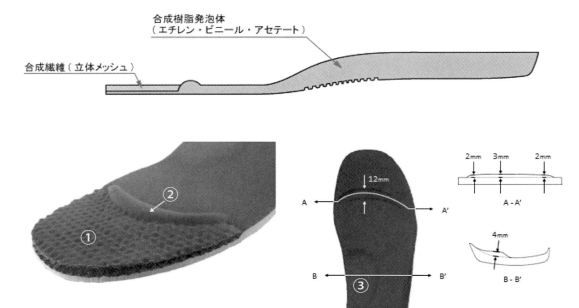

図 9-1　インソールの構造と機能

① 立体メッシュ構造：つま先部（趾骨部）は、反発性の高い合成繊維で立体メッシュ構造とした。
② 足趾把持バー：第1趾から第5趾の基節骨中央付近に凸形状の盛り上がりを取り付けた。
③ 内側縦アーチ：歩行中のミッドスタンス時の内側縦アーチを保持するために内側面を立体形状にした。
④ 踵部の立体形状：歩行中のヒールコンタクト時の安定性を向上させる。

3. 重心動揺の測定方法

　測定には、重心動揺計グラビコーダ GP-7（アニマ社製）を用いて、開眼での足圧重心動揺を計測した。対象者には、重心動揺計上で両脚立位姿勢をとらせた。両足の内側縁間を 1cm に揃えて足先が前方を向くようにし、膝関節を伸展、両上肢を体側に付けた姿勢とした。視線は、対象者の目線の高さに合わせた 2m 先のマーカーを注視させた（鈴木ら，1996）。データは、初期動揺の影響が出ないように立位姿勢を 5 秒間保持した後（鈴木ら，1996）、30 秒間の総軌跡長と外周面積について、サンプリング周期を 20Hz として記録した。

　測定は裸足、一般のインソール靴（一般靴）と足趾把持機能を高めるインソール靴（開発靴）を履いた 3 条件における重心動揺を計測した。なお、一般靴に装着しているインソールは、足先部と足趾把持バー構造が開発靴と異なるのみで、その他の素材や踵部の立体形状、および内側縦アーチを保持するための内側面の立体形状は同様の物を用いた。また、靴の外見や素材も同一の物とし、アシックス商事製の市販されている靴を使用した。靴を履いた状態での重心動揺を測定するにあたり、足長を計測した後、適合する靴を選択したが、靴のサイズは平均 23.8 ± 0.6cm、最小 22.5cm、最大 24.5cm であり、0.5cm 刻みで 5 サイズの靴を計 10 足使用した。また、それら 5 サイズの靴に適合するインソールも 5 サイズ用意した。なお、3 条件の測定順序はランダムに実施した。

4. 統計学的解析法

　裸足および一般靴と開発靴を履いた 3 条件における総軌跡長と外周面積の比較には、反復測定分散分析を用いて検討し、その後、Bonferroni の多重比較検定を行った。解析には SPSS Statistics Version 22.0 を用い、有意水準を 5% とした。

② 結　果

1. 総軌跡長の比較

　3 条件における総軌跡長の平均値と標準誤差は、裸足 38.89 ± 1.11cm、一般靴 34.16 ± 1.13cm、開発靴 34.34 ± 1.26cm であった。分散分析の結果、群間に有意差 {$F_{(2, 48)}$ =7.43、$p<0.01$} が認められ、多重比較検定により、一般靴と開発靴を履いた状態での総軌跡長は、裸足よりも有意（$p<0.01$）に短かった。一般靴と開発靴の総軌跡長には有意差は認められなかった（図 9-2）。

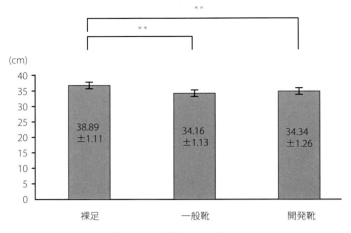

図 9-2　総軌跡長の比較

反復測定分散分析、Bonferroni 多重比較検定
平均±標準誤差　　** p<0.01

2. 外周面積の比較

　3 条件における外周面積の平均値と標準誤差は、裸足 1.96 ± 0.14cm^2、一般靴 1.87 ± 0.13cm^2、開発靴 1.68 ± 0.12cm^2 であった。分散分析の結果、群間に有意差 {F(2、48)=4.96、p<0.05} が認められ、多重比較検定により、開発靴を履いた状態での外周面積は、裸足よりも有意（p<0.01）に小さかった。その他、開発靴と一般靴および一般靴と裸足の外周面積との間には有意差が認められなかった（図 9-3）。

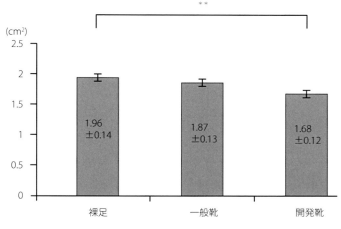

図9-3　外周面積の比較

反復測定分散分析、Bonferroni多重比較検定
平均±標準誤差　　** p<0.01

③ 考　察

　ヒトは、二足で立ち歩行を行うことにより、多くの生物学的利点を得てきた。ただし、その一方で直立姿勢は四足位に比べて重心位置が高く、支持基底面が狭いなどの物理的に不安定な条件を持っているため、立位姿勢においては微妙な身体動揺が生じている。この身体動揺を捉える一般的な指標として、重心動揺計を用いた検査が行われている。

　本研究での重心動揺の評価は、静的立位保持30秒間における総軌跡長と外周面積により行った。総軌跡長は床反力作用点の総移動距離を表し、外周面積は床反力作用点の移動した外周の線で囲まれる面積を表す。どちらも重心動揺の程度を表す代表的な値として、多くの先行研究で採用されている。本研究によって抽出された対象者の裸足での総軌跡長は平均38.89cm、外周面積の平均は1.96cm^2であった。今岡ら（1997）は、15施設に及ぶ多施設共同研究により、重心動揺の健常者データを明らかにしている。それによると、20〜24歳までの女性169名の60秒間における総軌跡長の平均値は67.58cmであり、外周面積の平均値は2.88cm^2と報告している。30秒間における総軌跡長の測定値は60秒検査のほぼ50％に相当し、外周面積の測定値は60秒検査の70％程度に相当する（今岡ら，1997）ことから、今岡ら（1997）の測定値を30秒間の値に換算すると、総軌跡長は33.79cm、外周面積は2.02cm^2となり、本研究結果と近似した値であった。

本研究では、裸足および一般靴と開発靴を履いた3条件における総軌跡長と外周面積に有意な群間差が認められた。総軌跡長では、裸足に比べて一般靴と開発靴を履いた状態での値が有意に小さく、安定した立位姿勢を保持できたことが示された。元重ら（2011）は、健常成人女性を対象に履物の種類と重心動揺との関係について検討している。彼女らの結果では、裸足と運動靴の総軌跡長と外周面積には有意差が認められておらず、本研究結果とは異なった。本研究で使用した一般靴と開発靴には、踵部の安定性を高めるインソールの工夫と内側縦アーチを保持するための工夫が施されており、これらの機能が身体動揺の小さな揺れを表す総軌跡長を有意に短縮させたものと推察した。

　さらに、開発靴を履いた状態での外周面積は、裸足での外周面積に比べて有意に小さかった。健常成人における静止立位での重心動揺は非常に小さいため、重心が一定方向以外に少しでも移動すると、総軌跡長に比べて外周面積の変動が大きくなる（猪飼ら, 2006）。今回、足趾把持機能を高めるインソールを装着した靴を履くことで、足趾の把持運動が促進され、不意なふらつきにも瞬時に姿勢制御機構が作用したと考えられる。ただし、本研究ではその姿勢制御メカニズムの解明までは至っていない。今後、より詳細な分析が必要であろう。

　これらの知見から、足趾把持機能を高めるインソールの一定の効果が示された。ただし、このインソールは、歩行することで足趾の把持運動が無意識に生じ、足趾把持機能が高まることで高齢者の転倒予防や介護予防に貢献することを目的に開発したものである。この仮説を検証するためには介入研究を実施する必要があり、また今回の結果が健常高齢者や虚弱高齢者にも同様に生じるか否かについて明らかにする必要がある。本研究によって、介入研究や高齢者を対象にした研究を行う意義が示された。

　なお、本研究の内容は「村田　伸, 安彦鉄平, 中野英樹・他：足趾把持機能を高めるインソール（靴の中敷き）の開発. ヘルスプロモーション理学療法研究 6(3)：139-143, 2016」に掲載された論文に加筆・修正を加えたものである。

第9章　足趾把持機能を高めるシューズの開発

第2節　足趾把持機能向上インソールの介入効果

　足趾の異常は、外反母趾や槌趾などが一般的であり、とくに外反母趾は靴を履いて生活することが原因で生じ（Kato ら，1981）、また痛みを伴うため、整形外科やリハビリテーションの分野でその治療法に関する研究が進んでいる。この他、足趾の異常として、地面に足趾が接地していない浮き趾が近年わが国で注目されるようになった。

　浮き趾の発生率について、原田（2002）は幼児の浮き趾の発生率が左右ともに50% を超えると報告し、Araki ら（2015）は 3 ～ 5 歳の幼児の発生率が 87% を越えると報告している。また内田ら（2002）は、小学生高学年の浮き趾の発生率が不完全な事例を含めると 72% に及ぶと報告している。成人期の発生率については、中橋ら（1989）の報告では約 50%、恒屋ら（2006）の報告では両足のいずれかの足趾の接地が不十分な男性が 66.0%、女性が 76.2% とされている。さらに、高齢者を対象とした岡村ら（2014）の報告でも、138 名中右足が 75 名（54.3%）、左足が 72 名（52.2%）に浮き趾を認めている。このように、どの年代においても浮き趾の発生率は非常に高い。

　浮き趾は、外反母趾や槌趾のように外見の問題や痛みの出現など、それ自体が問題となることはない。よって、疾患とは考えられておらず、海外での研究報告は著者らが渉猟し得た範囲では見当たらない。ただし、浮き趾によって足趾把持力やバランス機能の低下、歩行能力の低下が生じることが報告（Tasaka ら，2016；福山ら，2009；長谷川ら，2013）されている。Tasaka ら（2016）は、9 ～ 11 歳の浮き趾の児童が浮き趾のない児童と比べて、足趾把持力が有意に弱かったことを報告し、福山ら（2009）は、浮き趾の成人女性が健常女性と比べて、足趾把持力や前方重心移動能力の値が有意に小さかったと報告している。さらに、長谷川ら（2013）の高齢女性を対象にした研究でも、浮き趾の有無と足趾把持力や functional reach test（FRT）との関連を明らかにしている。

　一方、浮き趾の改善を目指した介入研究も幾つか行われている。中島ら（2016）は、認知症高齢者に足趾マッサージを行い、7 名中 5 名に浮き趾の改善が認められたことを報告し、矢作ら（2005）は草履の着用と足趾の運動療法を行うことで浮き趾が改善したと報告している。ただし、これら先行研究で行われた足趾のマッサージや運動療法は、手間がかかることや継続性に問題が残る。また阿部ら（2012, 2015）は、靴の中に足底挿板（阿部ら，2012）や外側アーチパッド（阿部ら，2015）を装着すると、

157

浮き趾が改善したと報告している。ただし、阿部らは足底挿板や外側アーチパッドを装着した状態での浮き趾を評価しており、真に浮き趾が改善されたとは言いがたい。また、足底挿板はその使用者の足部アーチの形状に適合させる必要があり、オーダーメイドに近い足底挿板の製作が求められる。

そこで本研究の目的は、浮き趾のある女子大学生に、著者らが開発した足趾把持機能を高めるインソール（靴の中敷き）（村田ら, 2017）を装着した靴を1ヶ月間履くだけで、彼女らの浮き趾が改善するか否かを検証することである。

なお、本研究に先立ち、開発したインソールを装着することで立位バランス（重心動揺）が向上すること、およびインソールは靴のサイズ毎に大きさを揃える必要はあるが、オーダーメイドの足底挿板とは異なり、対象者の足部の形状を考慮する必要がないことを確認している（村田ら, 2016）。また、足底圧分布測定機を用いて健常成人女性の浮き趾の有無を判定し、浮き趾による足趾巧緻性や静的バランス能力への影響は少ないが、足趾の把持力や柔軟性は低下し、動的バランスが低下することを明らかにしている（村田ら, 2017）。よって本研究は、インソールの開発と浮き趾に関する予備実験を踏まえた介入研究と位置づけられる。

① 対象と方法

1. 対　象

対象は、K大学理学療法学科に所属する女子大学生で、鹿子木ら（2006）による浮き趾の判定基準で浮き趾と判定された13名である。対象とした13名は、治療を要する整形外科的疾患の既往、および痛みや体調不良などを訴える者はいなかった。ただし、1名が途中で介入を辞退したため、分析対象としたのは12名である。分析対象者の平均年齢は 20.1 ± 1.1 歳、平均身長は $158.4 \pm 4.5cm$、平均体重は $53.3 \pm 5.3kg$ であった。各対象者には、研究の趣旨と内容について説明し、理解を得た上で協力を求めた。また、研究への参加は自由意思であることを口頭と書面で説明し参加の同意を得た。

2. 介入前後の測定方法

測定は浮き趾の有無、および足趾機能を計測した。浮き趾の判定には、ラコントゥル社製の足底圧分布測定機フットルックを用いた。対象者には、専用の足圧スキャナー上で両脚を肩幅程度に広げた立位姿勢をとらせ、膝関節を伸展、両上肢を体側に付けた姿勢で測定した。視線は、対象者の目線の高さに合わせた2m先のマーカーを注視させた。足圧スキャナーからの情報は、有線で接続された

パーソナルコンピュータ上に取り込まれ、足圧の状態が画像で確認できる。この測定にかかる時間は、データの取り込み時間を合わせて約15秒間である。浮き趾の判定は、両足10趾のうち何本趾が地面に接地していないかをカウントした。

　足趾機能の評価として足趾把持力と足趾柔軟性を評価した。足趾把持力の測定には、足指筋力測定器（竹井機器工業製）を使用した。測定肢位は端座位とし、体幹垂直位、股関節90度、膝関節90度屈曲位で実施した。上肢は胸の前で組ませ、左右2回ずつ測定し、左右の最大値の平均（kg）と体重で除した値（%）を分析に用いた。足趾柔軟性の測定（村田ら，2005）は、端座位で30cm定規をプラスチックシートに取り付けた専用シート上に足底を置き、足の踵後面を後壁にしっかりと固定させる。専用シート上で足長を測定した後、踵部を専用シートから離さないことを条件に、足趾を自動運動で最大屈曲させ、踵後端から足部先端の距離を測定する。足長からその距離を除いた値を足趾柔軟性とした。左右2回ずつ測定し、左右の最大値の平均を足趾柔軟性（cm）とした。なお、足趾柔軟性は足長や足趾長に影響を受けにくいことから（村田ら，2003）、実測値を分析に用いた。

　FRTの計測には、手のばし測定器（竹井機器工業製）を用いた。対象者は、裸足で肩幅に開脚して立ち、肘を伸展させ肩を90°挙上位にして、踵を浮かせないこと、体幹を回旋させないことを指示した上で限界までの前方リーチを行わせた。2回の計測を行い、移動距離の最大値（cm）を採用した。なお、踵部が浮いた場合やバランスを崩した場合は測定を中止し再度計測した。

　重心動揺の測定には、重心動揺計グラビコーダGP-7（アニマ社製）を用いて、開眼での足圧重心動揺を計測した。対象者には裸足になるよう指示し、重心動揺計上で両脚立位姿勢をとらせた。両足の内側縁間を1cmに揃えて足先が前方を向くようにし、膝関節を伸展、両上肢を体側に付けた姿勢とした。視線は、対象者の目線の高さに合わせた2m先のマーカーを注視させた（鈴木ら，1996）。データは、初期動揺の影響が出ないように立位姿勢を5秒間保持した後（鈴木ら，1996）、30秒間の総軌跡長（cm）と外周面積（cm^2）について、サンプリング周期を20Hzとして記録した。

3. 介入の方法

　対象者には、足趾把持機能を向上させるインソールを装着した靴（以下インソール装着靴）を1ヶ月間着用してもらった。対象者には、2016年6月9日～7月8日までの月曜日から金曜日（授業開講日：22日間）に大学に登校すると、個人の靴からインソール装着靴に履き替え、下校時にまた個人の靴に履き替えて帰宅するように指示した。また、インソール装着靴とともに歩数計を著者が対象者

に手渡し、インソール装着靴を履いた状態での歩数を記録した。

　足趾把持機能を向上させるインソールは、本体部分を合成樹脂発泡体（エチレン・ビニール・アセテート）、および足先部（趾骨部）に反発性の高い合成繊維（立体メッシュ）を用いて作成した。構造上の特徴は、上述した足先部の立体メッシュ構造と、第1趾から第5趾の基節骨中央付近に設けた凸形状の盛り上がり構造（足趾把持バー）である。その他、歩行中の踵接地時の安定性を向上させるために踵部を立体形状にし、立脚中期の内側縦アーチを保持するために内側面も立体形状にした（図9-1参照）。

　このインソールを靴に装着して歩行すると、立脚終期において足先部の合成繊維（立体メッシュ）が足趾にかかる荷重で沈み込み、基節骨の中央付近に設けた足趾把持バーを足趾が認知し、足趾の把持運動（掴む）を促進させる構造とした。

4. 統計学的解析法

　統計処理は、介入前後の浮き趾の本数、足趾把持力、足趾把持力体重比、足趾柔軟性、重心動揺の総軌跡長と外周面積、FRT のそれぞれの測定値を対応のある t- 検定で比較した。その後、測定値の平均と標準偏差から次式（1）を用いて効果量（Δ）を求めた（大杉ら，2013）。効果量（Δ）は｜0.2｜≦Δ＜｜0.5｜であれば小さな効果、｜0.5｜≦Δ＜｜0.8｜であれば中等度の効果、｜0.8｜≦Δであれば大きな効果があると解釈される（Boshuizen ら，2005）。なお、解析には SPSS Statistics Version 22.0 を用い、有意水準を 5% とした。

$$効果量（Δ）＝\frac{介入後平均値－介入前平均値}{介入前標準偏差} \cdot\cdot\cdot\cdot（1）$$

② 結　果

　介入期間中にインソール装着靴を履いて歩いた歩数の平均と標準偏差は、1日あたり 3789.0 ± 1008.9 歩であり、最高 5928 歩、最低 2815 歩であった。図9-4に1ヶ月間の介入が実施できた対象者について、介入前後の足圧スキャナーで取り込んだ画像の代表例を示した（図9-4）。介入後、12名中11名に浮き趾の改善が認められ、そのうち5名は両側の足趾が完全に床面に接地し、浮き趾が消失した。

第 9 章　足趾把持機能を高めるシューズの開発

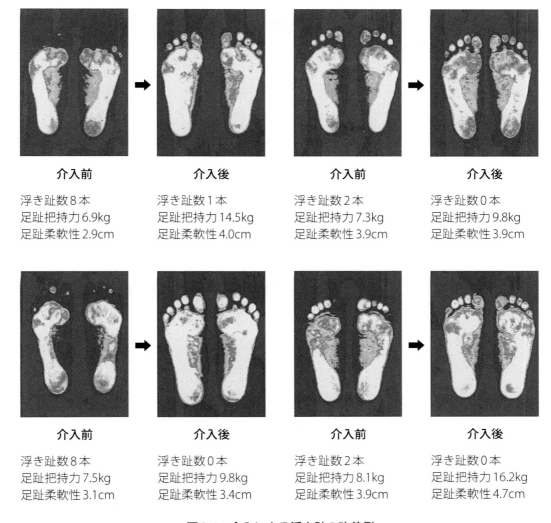

図 9-4　介入による浮き趾の改善例

　また統計解析の結果、介入前に比べて介入後には、浮き趾本数が有意（p=0.002）に減少し、足趾の機能評価として実施した足趾把持力（p<0.001）、足趾把持力体重比（p<0.001）、足趾柔軟性（p=0.001）の 3 項目とも有意に向上した。それら有意差が認められた項目の効果量は、浮き趾本数（Δ=−1.19）、足趾把持力（Δ=3.14）、足趾把持力体重比（Δ=7.06）、足趾柔軟性（Δ=0.92）ともに大きい効果量が確認された。
　一方、バランス評価として実施した総軌跡長、外周面積、FRT の 3 項目には介入効果は認められず、効果量は Δ=−0.33〜0.10 であった（表 9-1）。

表9-1　介入前後の比較

	介入前		介入後			
	平均	標準偏差	平均	標準偏差	p値	効果量
浮き趾本数（本）	4.08	2.75	0.83	0.84	0.002	-1.19
足趾把持力（kg）	7.58	1.34	11.77	2.73	<0.001	3.14
足趾把持力体重比（%）	14.81	1.20	23.28	6.38	<0.001	7.06
足趾柔軟性（cm）	3.38	0.51	3.85	0.56	0.001	0.92
総軌跡長（cm）	38.61	6.11	36.59	5.74	0.131	-0.33
外周面積（cm²）	1.69	0.87	1.66	0.73	0.884	-0.03
FRT（cm）	34.33	6.07	34.96	6.85	0.672	0.10

FRT：functional reach test

③　考　察

　今回、浮き趾のある女子大学生を対象に、足趾把持機能を高めるインソールを装着した靴を1ヶ月間履くことで、彼女らの浮き趾が改善するかどうかを検討した。その結果、12名中11名に浮き趾の改善が認められ、そのうち5名は浮き趾が消失した。また、足趾の機能評価として行った足趾把持力、足趾把持力体重比、足趾柔軟性の3項目とも介入後有意に高い値を示した。

　ヒトが安定した立位姿勢を保持するためには足趾把持機能、とくに足趾把持力が重要である（井原，1996；村田，2004）。この足趾把持力は、高齢者の立位バランス（新井ら，2011）や転倒（村田ら，2006）との関連から、その重要性が報告されてきた。さらに近年では、足趾把持機能を高める重要性が介護予防、とくにロコモティブシンドロームの予防の観点から注目（湯村ら，2016）され、そのトレーニング効果は一定の成果（村田ら，2004；石橋ら，2013；安田ら，2014）を上げている。ただし、効果的なトレーニング法であっても継続して実施することは難しく、効果の持続性の問題が指摘（Dishman ら，1985）されている。本研究で用いたインソール装着靴を着用するだけで足趾把持機能や浮き趾の改善に効果を示せば、効果の持続性の問題が解決され、高齢者の介護予防に貢献できる可能性が高い。

　本研究の結果、足趾把持機能を高めるインソールを装着した靴を1ヶ月間履くことで、足趾把持力、足趾把持力体重比、足趾柔軟性の3項目とも有意に数値が高まった。今回の対象者は平均すると1日3,789歩をインソール装着靴で歩行していた。

1歩における足趾把持の運動負荷量は小さいと思われるが、低負荷高頻度の運動が実施されたことにより、足趾把持力と足趾柔軟性に改善効果が認められたと推察した。

さらに、足趾把持機能を高めるインソール装着靴を履いて歩くことで、足趾把持機能のみならず浮き趾の改善が認められた。本研究の予備実験として行われた先行研究（村田ら，2017）では、浮き趾群の足趾把持力、足趾把持力体重比、足趾柔軟性の3項目が有意に劣っていることを確認している。また長谷川ら（2013）は、浮き趾のある高齢者は健常な高齢者に比べて、足趾把持力が低下していることを明らかにしている。これらの研究では、ともに浮き趾が足趾機能の筋力要素に悪影響を与えると考察しているが、本研究では足趾把持機能が向上したことにより浮き趾が改善したと考えられることから、足趾把持機能の低下が浮き趾を引き起こす要因の一つである可能性が示された。

一方、バランス評価として実施した重心動揺やFRTの値には介入効果が認められなかった。本研究における重心動揺の値は、20〜24歳の健常女性の測定値（今岡ら，1997）と近似した値であり、本研究対象者の重心動揺が正常値の範囲であったために、介入効果が得られなかったものと推察した。同様に、FRTの基準値について内山ら（2003）は、20〜40歳の女性の平均値が37.1±5.6cmと報告していることから、本研究対象者のFRTも正常範囲と推定され、そのため介入効果が得られなかったと考えられる。

これらの知見から、足趾把持機能を高めるインソール装着靴を1ヶ月間履くことにより、健常女性の足趾把持機能と浮き趾が改善した。今回、足趾マッサージ（中島ら，2016）や足趾把持力トレーニング（安田ら，2014）などの特別な運動療法を行うことなく効果が認められたことは臨床的価値が高い。

本研究の限界として、歩数計でカウントした歩数のばらつきが大きかったこと、介入終了後の長期効果の判定が行えていないこと、介入を行わないコントロール群の設定が行えていないことなどが挙げられる。ただし、今回有意差が認められた浮き趾本数、足趾把持力、足趾把持力体重比、足趾柔軟性はいずれも効果量が大きかったことから、たんに2回の測定による学習効果ではなく、介入効果であることは明らかである。今後は、高齢者を対象に介入研究を行うとともに、運動量の統制やコントロール群の設定、長期効果の判定など、研究手法の精度を高めることが課題である。

なお、本研究の内容は「村田　伸，安彦鉄平，中野英樹・他：浮き趾に対する足趾把持機能向上インソールの介入効果. 総合リハビリテーション 46(2)：169-174, 2018」に掲載された論文に加筆・修正を加えたものである。

第3節　中高年女性の下肢のむくみに対する足趾把持機能向上インソールの介入効果

　むくみは、組織内血管網から滲出した水分が皮下組織から筋組織周辺に貯留した状態であり、腎臓疾患や末梢循環不全疾患などの疾患に伴うものであるが、通常の日常生活を営む健常人にも頻繁に発生する（大橋，2007）。とくに、女性ではむくみの訴えが多く（米山ら，2007）、女性の代表的な愁訴の一つとなっている（須藤ら，2010）。下肢のむくみは、長時間の立位での活動によって腓腹筋を中心とした下腿部骨格筋群の筋疲労が生じ、筋のポンプ作用が低下することで生じることが明らかにされている（矢田，2012）。また一方で、立ち仕事をしている女性のみならず、終日デスクワークをしている女性でもむくみの訴えがある（須藤ら，2010）ことから、むくみの発生原因は下腿部骨格筋群の筋疲労に限定されたものではなく、下腿部骨格筋群の不活動による筋のポンプ作用の低下によっても生じる（大橋，2007）。

　下肢のむくみを改善する方法には、静水圧を減少させるために下肢を挙上する、下肢を適度に圧迫して貯留水分の血管網への再還流を促す、下腿部周囲筋の筋活動を行わせて筋のポンプ作用を促すなどの血流改善を目的とした方法が提唱されている（矢田，2012）。著者らは、つま先部分を反発性の高い合成繊維で立体メッシュ構造とし、第1趾から第5趾の基節骨中央付近に凸形状の盛り上がり（足趾把持バー）を付けた特殊構造のインソール（靴の中敷き）を開発し、そのインソール靴を1ヶ月間履くだけで、女子大学生の足趾把持機能や浮き趾が改善したことを報告（村田ら，2016）した。足趾の把持運動時の下肢筋活動を検討したSomaら（2013；2014）は、足趾把持運動時には大腿四頭筋やハムストリングスなどの大腿部の筋群、腓腹筋や前脛骨筋などの下腿部の筋群が同時収縮し、とくに腓腹筋の筋活動が高まることを明らかにしている。これらのことから、著者らが開発したインソール（村田ら，2016；村田ら，2018）を装着した靴を履くことで、むくみの発生を抑制できる可能性がある。

　そこで本研究は、清掃業務に従事している中高年女性を対象に、著者らが開発した足趾把持機能を高めるインソールを装着した靴を1ヶ月間履くだけで、彼女らの下肢のむくみの発生を抑制できるか否かを検証することを目的に実施した。

第9章　足趾把持機能を高めるシューズの開発

①　対象と方法

1. 対　象

　対象は、K大学の清掃業務に従事している委託職員12名の両下肢24肢を対象
とした。対象者はすべて女性であり、平均年齢は62.7 ± 6.7歳（46 ～ 69歳）、平
均身長は156.0 ± 5.8cm、平均体重は52.0 ± 9.9kgであった。なお、対象者数の設
定は先行研究（須藤ら，2010）に準じて行い、対象とした12名の中には下肢のむ
くみが発生しやすい腎臓疾患や末梢循環不全疾患、下肢の整形外科的疾患に罹患
している者はいなかった。

　対象者には研究の趣旨と内容、得られたデータは研究の目的以外で使用しない
こと、および個人情報が漏洩しないよう注意することについて説明し、理解を得
た上で協力を求めた。さらに、研究への参加は自由意思であり、被験者にならな
くても不利益にならないことを口頭と書面で説明し同意を得た。

2. 介入方法

　本研究では、足趾把持機能を向上させるインソールを装着した靴（足趾把持イ
ンソール装着靴）を履いて歩くことによるトレーニング効果を検証するため、1ヶ
月間着用してもらった。対象者には、月曜日から金曜日までの業務日に大学に出
勤すると私物から足趾把持インソール装着靴に履き替え、勤務終了時にまた個人
の靴に履き替えて帰宅するように指示した。なお、対象者のうち3名は7 ～ 15時
までの8時間勤務、4名が9 ～ 15時までの6時間勤務、残り5名は9 ～ 12時の3
時間勤務であった。

　足趾把持機能を向上させるインソールは、本体部分を合成樹脂発泡体（エチレ
ン・ビニール・アセテート）、および足先部（趾骨部）に反発性の高い合成繊維（立
体メッシュ）を用いて作成した。構造上の特徴は、上述した足先部の立体メッシュ
構造と第1趾から第5趾の基節骨中央付近に設けた凸形状の盛り上がり構造（足
趾把持バー）である。その他、歩行中のヒールコンタクト時の安定性を向上させ
るために踵部を立体形状にし、ミッドスタンス時の内側縦アーチを保持するため
に内側面も立体形状にした（図9-5）。

　このインソールを靴に装着して歩行すると、ターミナルスタンスにおいて足先
部の合成繊維（立体メッシュ）が足趾にかかる荷重で沈み込み、基節骨の中央付
近に設けた足趾把持バーを足趾が認知し、足趾の把持運動（掴む）を促進させる
構造とした。なお、立位姿勢においても、前足部に荷重がかかることにより足趾
の把持運動が促進され、立位バランスが安定すると考えられる。

165

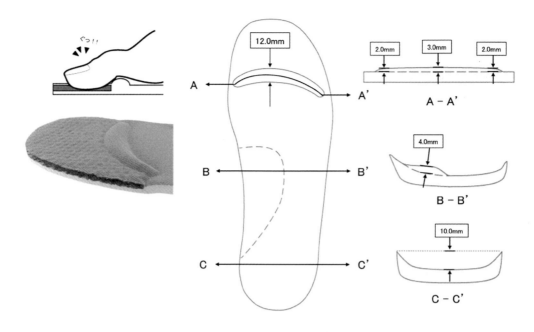

図9-5　足趾把持機能向上インソール

3. むくみの測定方法と測定手順

　下肢のむくみは、下肢容積を水置換法によって計測することとした。測定に用いた容器は、アクリル板で壁面を構成された長さ300mm×幅200mm×高さ350mm（すべて内寸）の長方形型水槽（株式会社夏目製作所製）である（図9-6）。水槽には上端1ヵ所に排水口が取り付けてあり、水が溢れるとその排水溝から出る仕組みとなっている。測定は、27度程度の水をいっぱいに張った水槽の中に、対象者の左右の下肢を片足ずつゆっくり入れ、溢れ出た水を10ml単位で計測できるメスシリンダーで計測した。なお、水槽の底に対象肢の足底をしっかりと接地させ、両足の幅を肩幅程度に開いた静止立位を最終姿勢として、そこまでに溢れ出た水量を計測した。

第 9 章　足趾把持機能を高めるシューズの開発

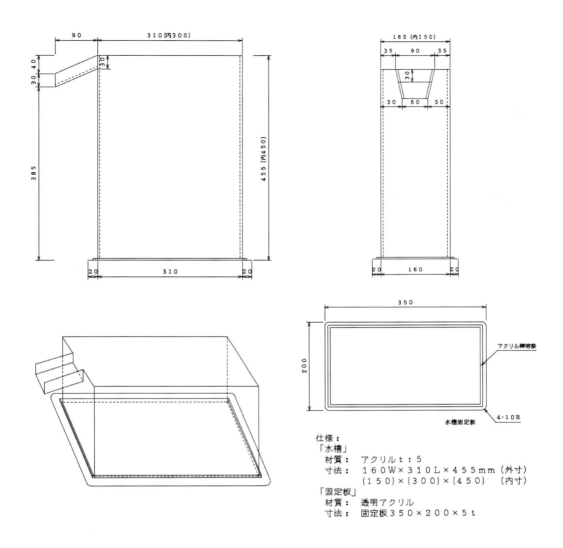

図 9-6　測定に使用した長方形型水槽の図面

　介入の効果検証には、ベースライン期（A）とそれに続く介入期間（B）を設定し、その測定値を比較する AB デザインを採用した。むくみの測定は、業務開始前と業務終了後に 1 日 2 回計測しその変化量（⊿量）で判定した。測定は、ベースライン開始時、ベースライン終了時（介入開始時）、介入終了時の 3 回実施した。なお、ベースライン期の 1 ヶ月間は、足趾把持インソールを装着していない同型の靴を着用してもらった（図 9-7）。

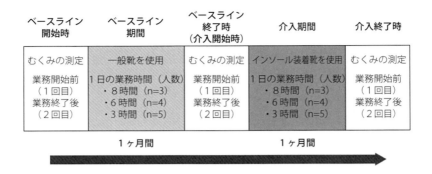

図9-7　効果判定の測定手順

4. 統計学的解析法

統計処理は、ベースライン開始時、ベースライン終了時（介入開始時）、介入終了時における業務開始前の下肢容積、および同時期の業務開始前と業務終了後の下肢容積変化量（⊿下肢容積）について、反復測定分散分析とTukeyの多重比較検定を用いて比較した。解析にはIBM SPSS Statistics 22を用い、統計学的有意水準は5%とした。

② 結　果

業務開始前の下肢容積（平均±標準誤差）を比較すると、ベースライン開始時（2927.5 ± 79.7ml）、ベースライン終了時（2920.8 ± 88.5ml）、介入終了時（2926.2 ± 82.7ml）に有意差は認められなかった（p=0.334）（図9-8）。

同時期の⊿下肢容積（ベースライン開始時：22.5 ± 6.5ml、ベースライン終了時34.6 ± 12.7ml：、介入終了時：0.8 ± 9.8ml）には有意な群間差（p<0.05）が認められ、多重比較検定の結果、介入終了時の⊿下肢容積はベースライン終了時よりも有意に減少した（図9-9）。

第9章 足趾把持機能を高めるシューズの開発

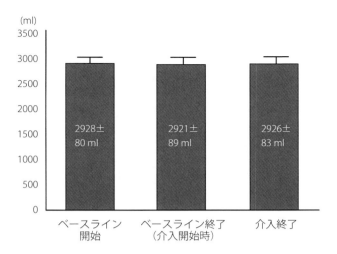

図9-8 業務開始前の下肢容積の比較

※3群間に有意差は認められなかった。

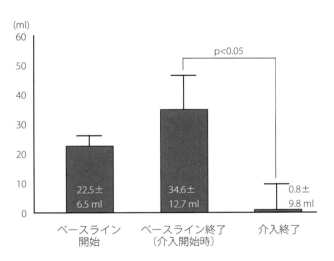

図9-9 下肢容積変化量（⊿下肢容積）の比較

※介入終了時の⊿下肢容積はベースライン終了時よりも有意に減少したが、その他に有意差は認められなかった。

169

③ 考　察

　今回、清掃業務に従事している中高年女性12名の両下肢24肢を対象に、足趾把持インソール装着靴を1ヶ月間履くことで、彼女らの下肢のむくみに効果があるか否かを検討した。その結果、介入終了時の⊿下肢容積はベースライン終了時よりも有意に減少した。このことから、足趾把持インソール装着靴の下肢のむくみに対する一定の抑制効果が確認された。

　李ら（1987）は、成人女性の下腿部容積の日内変化について、本研究と同様に水置換法によって計測し、午前中（10～11時）に比べ午後（16～17時）には47.1ml増加したと報告している。本研究における下肢容積の変化は、ベースライン開始時で平均22.5 ml、ベースライン終了時でも平均34.6 mlと、先行研究と比べて少なかった。下肢のむくみは、長時間の立位保持や座位姿勢を保持した場合に、筋のポンプ作用が発動しないために生じやすい（大橋，2007）。本研究で対象とした中高年女性は、立位動作や立ち座り動作を繰り返す清掃業務を行ったために、むくみが少なかった可能性がある。また李らの研究では、約6時間の日内変化を観察しているが、本研究では介入時間が3時間と短い対象者が12名中5名いたことも、むくみが少なかった要因と推察した。

　本研究では、足趾把持インソール装着靴の下肢のむくみに対する効果について、ABデザインを用いて検討した結果、介入前に比べ介入後には有意にむくみが減少し、下腿部容積の日内変化が0.8mlとほぼむくみが生じなかった。このむくみの抑制効果は、足趾把持インソールにより足趾把持運動が促進され、足趾把持筋群の共同筋として作用する腓腹筋の活動、および前脛骨筋などの下腿筋群が同時収縮（Somaら，2013；Somaら，2014）したために、筋のポンプ作用が賦活された結果と推察される。ただし、そのメカニズムについては本研究では明らかにできない。今後、筋電図学的分析や歩行力学的分析を行い、本研究で明らかとなった足趾把持インソールによる下肢むくみの抑制効果が生じるメカニズムについて明らかにする必要がある。

　一方、業務開始前の下肢容積には3群間に有意差は認められず、その差は最大でも6.7mlと非常に小さかった。このことは、足趾把持インソール装着靴を履いて歩くことによるトレーニング効果は認められなかったことを意味する。今回対象とした中高年女性は、むくみが発生しやすい腎臓疾患や末梢循環不全疾患、下肢の整形外科的疾患などに罹患していない健常者であった。健常者の日常生活における下肢のむくみは、十分な休息や睡眠により翌朝には回復する可逆性のある現象（矢田，2012）とされる。このことから、本研究対象者の業務開始前の下肢の状態は、翌日の

むくみが改善された状態にあったと推定され、介入前後の下肢容積に有意差が認められなかったと考えられる。本研究で対象としたむくみは、病的なむくみではなく日常的に生じるむくみであったために、足趾把持インソールのトレーニング効果として現れなかった可能性がある。ただし、足趾把持インソール装着靴を履いて歩くことにより、下肢のむくみの出現が抑制されたことから、一定期間着用することなくむくみ抑制の即時効果が期待できることが示唆された。

　なお、むくみが発生しやすい職業、例えば接客業などの長時間の立ち仕事、あるいは長時間の座位姿勢で行うパソコン業務に従事する女性を対象としても、本研究結果と同様の効果が得られるとは限らない。さらには、病的なむくみに対する効果を検討できていない点が本研究の限界である。また、下肢容積の日内変動を検討したが、その介入時間を統制できなかった点、介入を行わないコントロール群の設定が行えていないことなどが改善すべき点として挙げられる。今後は、むくみを発生しやすい職業の女性、あるいは病的なむくみを生じる女性を対象に介入研究を行うとともに、介入時間の統制やコントロール群の設定、長期効果の判定など、研究手法の精度を高めることが課題である。

　なお、本研究の内容は「村田　伸，安彦鉄平，中野英樹・他：中高年女性の下肢のむくみに対する足趾把持機能向上インソールの介入効果．保健の科学 59(7)：497-502, 2017」に掲載された論文に加筆・修正を加えたものである。

第4節　下肢がむくみ難いパンプスの開発

　靴は、直接地面に接地している足を保護するために、従来から重要な役割を果たしてきた。ただし現代では、足を保護して足の機能を補助する機能性よりもファッション性を重視する傾向にある（城ら，1996）。森ら（2001）の女子大学生の靴選びに関する調査では、履き心地や歩きやすさといった靴本来の機能よりも、デザイン性を重視していることを報告している。さらに、ファッション性を重視した靴を履くことにより、痛みの出現（濱田ら，2016）や下肢のむくみの出現（米山ら，2007）が報告されている。

　婦人用の代表的な靴であるパンプス（図9-10）は、トップライン（履き口のライン）が足のインステップ（三の甲：楔状骨～舟状骨の部分）より低いローカット（履き口の浅い）の靴で、靴紐やファスナーなどの締め具や留め具を用いない靴の総称（足と靴と健康協議会，2004）である。とくに、ヒールの高いパンプスは視覚的に姿勢をよく見せる（山本ら，2009）ことから、フォーマルな履物として職場で履く女性が増加している（中島ら，2016）。ただし、ハイヒールのパンプスは踵部を挙上するため、足関節が底屈位に強制されて前足部が圧迫され、外反母趾や下肢のむくみの原因となることが報告（坂本ら，1993）されている。

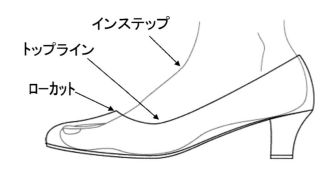

図9-10　一般的なパンプス構造

トップラインが足のインステップより低く、ローカットの靴で、靴紐やファスナーなどの締め具や留め具を用いない。

第9章　足趾把持機能を高めるシューズの開発

　下肢のむくみは、組織内血管網から滲出した水分が皮下組織から筋組織周辺に貯留した状態であり、腎臓疾患や末梢循環不全疾患などの疾患に伴うものもあるが、通常の日常生活を営む健常人にも頻繁に発生する（大橋, 2007）。とくに、女性ではむくみの訴えが多く、女性の代表的な愁訴の一つとなっている（須藤ら, 2010）。下肢のむくみは、長時間の立位での活動による筋疲労（矢田, 2012）や、逆に下腿部筋群の不活動による筋のポンプ作用の低下によって生じる（大橋, 2007）。

　下肢のむくみを改善する方法には、静水圧を減少させるために下肢を挙上する、下肢を適度に圧迫して貯留水分の血管網への再還流を促す、下腿部周囲筋の筋活動を行わせて筋のポンプ作用を促すなどの血流改善を目的とした方法が提唱されている（矢田, 2012）。著者らは、足趾把持機能を高めるインソールを開発（村田ら, 2016；村田ら, 2018）し、そのインソールを装着した靴を履くことで下肢のむくみを抑制できることを報告（村田ら, 2017）した。

　そこで本研究は、足趾把持機能を高めるインソールの理論を応用し、足趾を動かせるよう足趾部分をカットして足先部分の空間を確保し、足趾の把持運動を促すために中足趾節関節部分をくり抜きスポンジ構造としたパンプスを紹介するとともに、下肢のむくみ抑制効果を水置換法により計測した下肢容積変化で検証した。

① 対象と方法

1. 対象
　対象は、K大学理学療法学科に所属する健常女性12名（両下肢24肢）で、対象者の年齢はすべて19歳であり、平均体重は52.6 ± 3.6kg、平均身長は156.2 ± 3.2cmであった。各対象者には研究の趣旨と内容について説明を行い、理解を得た上で協力を求めた。また、研究への参加は自由意思であることを口頭と書面で説明し参加の同意を得た。

2. パンプスの構造
　開発した下肢がむくみ難いパンプス（開発パンプス）は、インソール部分に大きな特徴がある。インソールの本体部分は、合成樹脂発泡体（エチレン・ビニール・アセテート）で形成され、中足趾節関節（趾骨部）部分にスポンジ材を用いている。構造上の特徴は、足趾を動かせるよう足趾部分をカットして足先部分の空間を確保し、足趾の把持運動を促すために、中足趾節関節部分をくり抜きスポンジ構造とした（図9-11）。なお、ヒール靴は3cm未満のローヒール、3cm〜7cm未満のミドルヒール、7cm上のハイヒールに分類（近藤, 1993）され、本研究では使用頻度

の高いヒール高 7cm のパンプスを使用した。

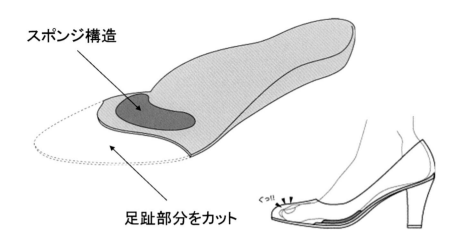

図 9-11　開発したパンプスの構造

足趾部分をカットし空間を広く確保するとともに、中足趾節関節部分のスポンジ構造により足趾を動かしやすくした

3. むくみの測定方法

　下肢のむくみは、下肢容積を水置換法によって計測することとした。測定に用いた容器は、アクリル板で壁面を構成された長さ 300mm ×幅 150mm ×高さ 450mm（すべて内寸）の長方形型水槽（株式会社夏目製作所製）である（図 9-6 参照）。水槽には上端 1 ヵ所に排水口が取り付けてあり、水が溢れるとその排水溝から出る仕組みとなっている。測定は、27 度程度の水をいっぱいに張った水槽の中に、対象者の左右の下肢を片足ずつゆっくり入れ、溢れ出た水を 10ml 単位で計測できるメスシリンダーで計測した。なお、水槽の底に対象肢の足底をしっかりと接地させ、両足の幅を肩幅程度に開いた静止立位を最終姿勢として、そこまでに溢れ出た水量を計測した。

4. 測定の手順

　測定は、2017 年 5 月 11 日と 18 日の 2 日間行った。両日とも月曜日で、講義の 2 限目（10：45 開始）から 5 限目（18：00 終了）まで実習系科目がなく、パンプスを履いたまま過ごせる日を選んだ。対象者には、パンプスを脱ぐことなく通常と

同じように大学で過ごすよう指示し、大学内の移動を制限したり積極的に促すことはしなかった。

対象者の下肢容積は、まず登校時の9：00～9：30の間に測定し、下校時の18：00～18：30の間に再度計測した。下肢のむくみは、測定した登校時と下校時の下肢容積の変化量（⊿量）で判定した。本研究では、対象者を6名ずつの2群に分け、初回の11日は6名に開発パンプス、残る6名には一般パンプスを履くように指示し、18日に群を入れ替えるクロスオーバーデザインを採用した（図9-12）。

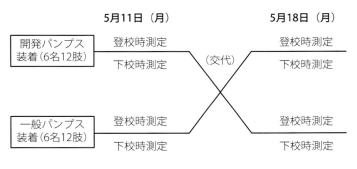

図9-12　効果判定の手順

なお、開発パンプスと一般パンプスは図9-13に示すように同じデザインとし、対象者に解らないようブラインド化した。

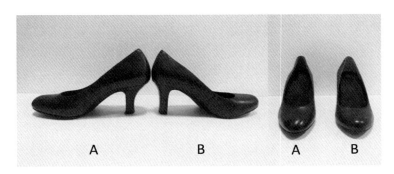

図9-13　開発パンプス（A）と一般パンプス（B）の外観

5. 統計学的解析法

統計処理は、登校時の下肢容積、および登校時と下校時の下肢容積変化量（⊿下肢容積）について、対応のある t-検定を用いて比較した。解析には IBM SPSS Statistics22 を用い、統計学的有意水準は 5% とした。

② 結　果

登校時の下肢容積（平均 ± 標準誤差）を比較すると、開発パンプス装着前（3283.3 ± 42.7ml）と一般パンプス装着前（3267.9 ± 50.3ml）に有意差は認められなかった（p=0.437）（図 9-14）。

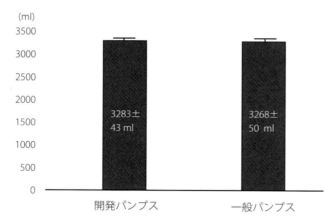

図 9-14　登校時の下肢容積の比較

平均±標準誤差

下校時と登校時の⊿下肢容積を比較すると、開発パンプス装着日は－15.4 ± 19.5 ml、一般パンプス装着日は 41.7 ± 14.0ml であり、有意差（p<0.05）が認められ、開発パンプス装着日の下肢容積の減少が確認された（図 9-15）。

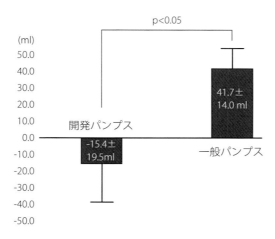

図9-15　下肢容積変化量（⊿下肢容積）の比較

平均±標準誤差

③ 考　察

　本研究は、開発パンプスと一般パンプスを交互に履くクロスオーバーデザインを採用し、かつそれぞれのパンプスが対象者に分からないようブラインド化して、開発パンプスのむくみ抑制効果を検証した。対象とした女子大学生12名の両下肢24肢の下校時と登校時の⊿下肢容積を比較した結果、開発パンプス装着日の下肢容積が有意に減少した。このことから、開発パンプスの下肢のむくみに対する一定の抑制効果が確認された。

　李ら（1987）は、成人女性の下腿部容積の日内変化について、本研究と同様に水置換法によって計測し、午前中（10～11時）に比べ午後（16～17時）には平均47.1ml増加したと報告している。本研究における一般パンプス装着日の下肢容積の変化は41.7mlの増加であり、李らの研究結果と近似していた。また、本研究における登校時の下肢容積は、開発パンプス装着前（平均3283.3ml）と一般パンプス装着前（平均3267.9ml）の差が僅か15.4mlであり、本研究で実施した水置換法による下腿部容積が正確に測定できたものと推察した。

　本研究では、開発したパンプスの下肢のむくみに対する効果について、クロスオーバーデザインを用いて検討した結果、開発パンプスを履いた日は登校時に比べ下校時には下肢容積が減少し、一般パンプスを履いた日と比べて有意に⊿下肢容積が減少した。このことから、開発パンプスの下肢のむくみに対する一定の抑制

効果が確認された。このむくみの抑制効果は、足先部分の広めの空間と中足趾節関節部分のスポンジ構造により足趾の把持運動が促進され、足趾把持筋群の共同筋として作用する腓腹筋の活動、および前脛骨筋などの下腿筋群が同時収縮（Soma ら，2013；Soma ら，2014）したために、筋のポンプ作用が賦活された結果と推察される。ただし、そのメカニズムについては本研究では明らかにできない。今後、筋電図学的分析や歩行力学的分析を行い、開発したパンプス構造によるむくみの抑制効果が生じるメカニズムについて明らかにする必要がある。

　なお、本研究の内容は「村田　伸，安彦鉄平，中野英樹・他：下肢がむくみ難いパンプスの開発．ヘルスプロモーション理学療法研究 7（3）：109-113, 2017」に掲載された論文に加筆・修正を加えたものである。

第 10 章

総合考察

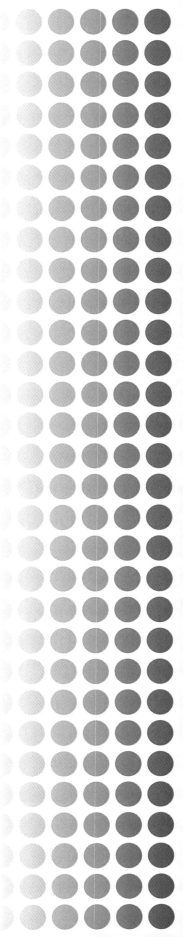

第1節　本研究結果のまとめ

　高齢者の転倒は、わずかな段差や電気コードなどに「つまずく」、「引っかかる」ことが直接的な原因となり発生することが多い。このことから、従来からの転倒予防対策は、大腰筋（股の前面の筋肉）や前脛骨筋（脛の筋肉）の筋力強化、および足関節可動性改善のためのストレッチングに代表される「下肢を振り上げる能力」が過度に重視され、振り上げた足や身体を支えるもう一方の足（支持脚）の重要性が軽視されてきた。ヒトの平地歩行時の足底と地面との間はわずか2cm程度であり、高く下肢を振り上げる必要はない。より重要なのは、つまずいても転倒しないだけの片足で立つ能力だと考えられる。

　そこで本研究では、振り上げた下肢や身体を支えるもう一方の足（支持脚）の重要性に注目した。二足歩行を行うヒトにとって、足底が唯一の接地面であることを考えると、足趾・足底が立位活動に果たす役割は大きい。本研究では、地面を足趾と足底でしっかりと掴む力を足趾把持力と操作的に定義し研究を進めた。

　ここで、本研究の結果をもう一度、簡潔に要約する。第1章では、高齢者の転倒予防に関する従来の考え方について指摘し、足趾・足底機能とくに足趾把持力に関する本研究の着想に至った経緯を述べた。

　第2章においては、足趾・足底機能を足趾把持力として客観的に評価するために、まず既製の握力計を用いた足趾把持力測定器を試作した。試作した測定器から得られた測定値は、級内相関係数が r=0.973 という極めて高い再現性を示した。また、重心動揺および30m走行速度との間に有意な相関が認められ、測定値の妥当性が確認された。ただし、筋力発揮が非常に小さい場合（5kg未満）はデジタル表示ができないこと、またステンレス製の足趾把持バーを強く把持すると痛みが出現するなどの問題点が指摘された。そこで、上記問題点を解決するとともに、足趾把持力の最大値到達時間についても計測できる測定器を開発した。

　改良された測定器は、ひずみゲージを用いることによって、最小0.1kgからの足趾把持力とその最大値到達時間が計測できる。また、足趾把持バーの鋼線部分を塩化ビニール樹脂でコーティングすることで、痛みが生じないように工夫した。健常成人を対象に測定値の再現性を確認したところ、足趾把持力がICC=0.953、最大値到達時間がICC=0.723であり、臨床場面での使用に充分耐え得る再現性のあること

が確認された。

　第3章では、足趾把持力の特性を知るために、身長や体重、下肢筋力、足趾や足部の形態および柔軟性と足趾把持力との関連を検討し、抽出された関連因子によって、足趾把持力の予測が可能か否かを検討した。足趾把持力に影響を及ぼす因子として抽出されたのは足趾柔軟性、足部アーチ高率、体重の3項目であり、それらの数値が高いほど足趾把持力が強いという関係が統計学的に認められた。とくに、標準回帰係数から影響度を判断すると、足趾柔軟性と足部アーチ高率が最も足趾把持力に影響を及ぼしていた。これら3つの変数により作成された足趾把持力の予測式「足把持力 = -6.265 + 0.795 ×足趾柔軟性 + 0.320 ×足部アーチ高率 + 0.111 ×体重」は、有意な重相関係数（0.78）が認められ、予測式から得られた足趾把持力の予測値と実測値にも高い相関（0.82）が認められた。本研究で作成した足趾把持力の予測式は、足趾把持力低下のスクリーニングを行うために、臨床現場で使用できることが示唆された。

　また、これまで確立されていなかった足趾柔軟性を「短母趾屈筋、長母趾屈筋、虫様筋、短趾屈筋、長趾屈筋の作用により起こる足の指節間関節、中足指節関節、足根中足関節などの総合的屈曲運動可動範囲」と定義し、その測定方法を紹介するとともに、その測定方法から得られた測定値の高い再現性と併存的妥当性も併せて確認した。

　第4章では、足趾把持力測定の必要性が高いと考えられる「高齢者の足趾把持力」について、健常成人との比較、ならびに高齢者における足趾把持力の性差と年代差について検討した。自立生活を営む地域在住高齢者の足趾把持力は、若年成人と比べて有意に低下しており、百分率で表すと若年成人の48.3%の筋力値（握力は71.2%）であった。さらに、足趾把持力の最大筋力を発揮するまでの時間は、若年成人の2倍以上を要することが明らかとなった。

　65歳以上の地域在住高齢者を対象に足趾把持力の性差を比較すると、男性の方が女性より有意に強く、女性の足趾把持力は男性の64.8%であった。また、対象とした女性高齢者の37.1%が5kg未満の足趾把持力値であったことから、既製のデジタル握力計を用いた測定器では測定に限界があることが示された。足趾把持力を年代別に比較すると、加齢に伴い徐々に弱化が認められるが、とくに80歳以上でその低下が著しいことが見出された。

　第5章では、足趾把持力と立位バランスとの関連を検討した。まず、健常成人女

性を対象に片足立ち位での重心動揺に影響を及ぼす要因について、ステップワイズ重回帰分析を行った結果、代表的な下肢の筋力（腸腰筋、大殿筋、中殿筋、大腿四頭筋、ハムストリングス、前脛骨筋、腓骨筋）よりも、足趾把持力と足底の二点識別覚が関連要因として抽出された。また、地域在住の女性高齢者を対象に類似した検証を行うと、片足立ち保持時間に独立して影響を及ぼす要因として抽出されたのは、足趾把持力と年齢の2項目であった。以上の結果から、若年者および高齢者の片足立ち能力に代表される立位バランスを高めるには、下肢の主要な筋力を強化するよりも、足趾把持力をトレーニングすることの重要性が示唆された。

さらに、高齢者が片足立ち位を30秒間保持できることの意義について検討した結果、開眼片足立ち保持が30秒間可能か否かは足趾把持力に関連があること、開眼片足立ち保持が30秒間可能であれば、転倒を予防できる可能性のあることなどが示された。

また、第4章で検討された足趾把持力の年代別比較の結果から、とくに80歳以上で弱化が著しい理由として、高齢者特有の脊柱後彎姿勢の影響を考察した。この第5章では、地域在住女性高齢者の足趾把持力と胸椎後彎角を測定し、それらの関連についても検討を加えた。その結果、年齢を調整しても足趾把持力や片足立ち保持時間と胸椎後彎角との関連が示された。すなわち、胸椎後彎角が大きい高齢女性は足趾把持力が弱く、立位バランスが低下していることが確認された。

第6章では、高齢者における足趾把持力の低下と転倒との関連について、転倒発生率の高い虚弱高齢者（要介護認定の要支援1・2および要介護1・2の認定済）を対象に検討した。過去1年間における転倒経験の有無別に比較した結果、足趾把持力は立位姿勢保持や歩行などの立位動作に重要な役割を果たしており、その弱化は転倒を引き起こす要因となることが示唆された。

また、認知機能を身体機能に加えて評価した結果、立位姿勢保持が不安定な虚弱高齢者では、足趾把持力や足部可動性などの足部機能の低下が転倒の危険因子であるとともに、注意力の低下も転倒を引き起こす重大な要因となることが示された。さらに、1年間の転倒に関する前向き調査を実施した結果、虚弱高齢者にとって足趾把持力の低下は、転倒を引き起こす予測要因となることが実証された。

第7章では、典型的な症状のある変形性膝関節症患者とパーキンソン病患者を対象に、足趾把持力測定や立位バランステストおよび歩行分析などを行い、疾患別における足趾把持力の特徴、ならびに足趾把持力が彼らの立位動作に果たす役割について検討した。変形性膝関節症の高齢患者と健常高齢者を比較すると、変形性膝関

節症群は体重が有意に重く、足趾把持力・体重比足趾把持力・片足立ち保持時間が有意に低値を示した。このことから、変形性膝関節症に罹患している高齢患者の理学療法を実施する場合、評価や治療部位を膝関節とその周囲筋に限定するのではなく、足趾機能も評価する意義と重要性が示唆された。

　また足趾把持力が、「すくみ足」や「突進現象」などの歩行障害を主症状とするパーキンソン病患者の歩行に果たす役割について検討した。足趾把持力は、立ち止まらずにゆっくり歩く低速歩行時の速度、およびストライドとの間に有意な負の相関が認められた。すなわち、足趾把持力が強いほどストライドを狭く、ゆっくり歩行できることが確認された。ただし、大腿四頭筋筋力とはすべての歩行パラメーターと有意な相関は認められなかった。よって、パーキンソン病患者における歩行時の姿勢制御には、大腿四頭筋筋力よりも足趾把持力の役割が重要であることが示された。

　第8章では、足趾把持力を効果的にトレーニングする方法について検討するとともに、足趾把持力トレーニングの転倒予防効果について検証した。まず虚弱高齢者137名を対象に、15分間の足趾把持力トレーニング（ゴルフボール運動とタオルギャザー）を週4日以上の頻度で3ヶ月間行う介入群と、足趾把持力トレーニングを実施しないコントロール群に分けて効果を判定した。その結果、介入群では足趾把持力、片足立ち保持時間、歩行速度が有意に改善し、重心動揺も減少傾向を認めた。さらに、介入開始1年後の追跡調査により、介入群の転倒が有意に減少し、足趾把持力トレーニングの転倒予防効果が確認された。

　また、足趾把持力トレーニングに足浴と足趾・足部のストレッチングから構成されるフットケアを行い、その効果をランダム化比較試験により検証した。その結果、フットケアと足趾把持力トレーニングを併用した群の足趾把持力、足趾柔軟性、Functional Reach Test、歩行速度の4項目が、足趾把持力トレーニングのみを実施した群とコントロール群よりも有意に増加した。このことから、足趾把持力トレーニングとフットケアを併用して行うことで、より効果的に虚弱高齢者の足趾柔軟性や足趾把持力を改善させ、立位での動作能力を高めることが示された。

　ただし、効果的なトレーニング法であっても、継続して実施することは難しい。そこで第9章では、つま先部分を立体メッシュ構造と第1趾から第5趾の基節骨中央付近に凸形状の盛り上がり（足趾把持バー）を付けた「足趾把持機能を高めるシューズ（足趾把持シューズ）」を開発し、その効果を検証した。裸足、一般の運動シューズ（一般靴）と足趾把持シューズを履いた3条件における重心動揺の総軌跡長と外

周面積を比較した。多重比較検定の結果、総軌跡長および外周面積ともに足趾把持シューズを履いた状態が最も小さかったことから、足趾把持シューズの立位バランスに及ぼす一定の効果が示された。

　また、足趾把持シューズを履いて歩くことの効果について、若年女性の「浮き趾」と中高年女性の「下肢のむくみ」の改善度から検討した。浮き趾のある女子大学生を対象に、足趾把持シューズを1ヶ月間履くだけで、介入前に比べて介入後には、足趾把持力や足趾柔軟性が有意に向上し、浮き趾本数は有意に減少した。また、中高年女性を対象に介入研究を行った結果、足趾把持シューズの下肢のむくみに対する一定の抑制効果が確認された。特別なトレーニングを行うことなく足趾把持機能や浮き趾が改善し、下肢のむくみの抑制効果が認められたことから、容易に健康行動を継続しやすい足趾把持シューズの臨床応用の可能性が示された。

　さらに、足趾把持シューズの構造的特徴を女性の代表的な靴であるパンプスに応用し、下肢がむくみ難いパンプスを開発した。効果検証には、開発パンプスと一般パンプスを交互に履くクロスオーバーデザインを採用し、かつそれぞれのパンプスが対象者に分からないようブラインド化した。なお、下肢のむくみは下肢容積を水置換法によって計測することで判定した。対象とした女子大学生の登校時と下校時の下肢容積変化量を比較した結果、開発パンプスを装着した日には下肢容積の減少が確認され、開発パンプスの下肢のむくみに対する抑制効果が確認された。

第10章 総合考察

第2節 足趾把持力測定器の開発と足趾把持力 の重要性に関する総合考察

　本研究は、2002年に「理学療法科学」に掲載された「足把持力測定の試み－測定器の作成と測定値の再現性の検討」から、2018年に「総合リハビリテーション」に掲載された「浮き趾に対する足趾把持機能向上インソールの介入効果」まで、16年間にわたる21の研究が基となって構成されている。

　第2章では、まず既製の握力計を使用して足趾把持力測定器を試作し、その測定値の極めて高い再現性を確認した。ただし、筋力が5kg未満はデジタル表示ができず、ステンレス製の足趾把持バーを強く把持すると、足趾に痛みが出るなどの問題が生じた。そこで、ひずみゲージを用いた測定器を開発し、最小0.1kgからの筋力測定と、足趾把持バーを塩化ビニール樹脂でコーティングすることで、痛みが生じないように工夫した。第4章において、この測定器を用いて地域在住高齢者の足趾把持力を測定し、性差を検討したところ、男性では5kg未満の対象者はわずか6.1%であったが、女性では37.1%に認められた。よって、高齢者を対象に足趾把持力を測定する場合は、5kg未満の測定値が表示できる必要性が示された。

　足趾把持力の測定は、これまでに多くの研究者が独自に作成した測定器（井原, 1996；村田ら, 2002；加辺ら, 2002；半田ら, 2004；福田ら, 2008, 佐々木, 2010；福本ら, 2011；相馬ら, 2012；大杉ら, 2013；三浦ら, 2016；）を用いて行われてきた。現在では、竹井機器株式会社から足趾把持力測定器が市販され、多くの研究で使用されるようになった。今後、足趾把持力に関する研究が積極的に行われることが期待される。

　また第4章では、高齢者の足趾把持力に関する調査結果から、高齢者の足趾把持力は健常成人の約50%の筋力に低下し、最大値到達時間は約2倍に延長していること、足趾把持力には他の筋力と同様に性差があり、女性は男性の約60%程度であること、また加齢に伴い70歳代までは直線的に低下するが、80歳代になると急激な低下が認められることなどが明らかとなった。Elble（1997）は、高齢者に特徴的な前屈姿勢が脊柱の後湾と骨盤の後傾を伴うことにより、足圧中心位置に比べて重心線が後方へ変位していることを指摘した。重心線が常に後方に位置した状態での歩行では、荷重が足底の後方（踵部）で行われるため、前足部の筋活動が慢性的に減少することが推測できる。このことから、80歳代以降の高齢者では足趾把持力の廃用性の筋力低下が生じたものと推察した。

　第4章で生じた仮説を検討するために、第5章では胸椎後彎角をスパイナルマウ

スで計測し検討した結果、胸椎後彎角が大きいほど足趾把持力が弱いという関係が示された。さらに、胸椎後彎角高値群と低値群の2群間の比較から、年齢を調整しても足趾把持力や片足立ち保持時間と胸椎後彎角との関連が示された。これらのことより、胸椎後彎角が大きい高齢者は足趾把持力が弱く、立位バランスが低下していることが明らかとなった。

第5章ではこの他、足趾把持力と立位バランスとの関連を検討した。健常成人および高齢者ともに、足趾把持力が片足立ち能力に最も影響を及ぼす要因として抽出された。さらに、高齢者が片足立ち位を30秒間保持できることの意義について検討した結果、開眼片足立ち保持が30秒間可能か否かは足趾把持力に関連があること、また開眼片足立ち保持が30秒間可能であれば、転倒を予防できる可能性が示された。

第5章において、足趾把持力の弱化が高齢者の立位バランスを低下させ、転倒を引き起こす可能性が示されたことから、第6章では高齢者の足趾把持力の低下と転倒との関連を検証した。転倒発生率の高いことが報告されている虚弱高齢者を対象に、過去1年間の後ろ向き研究および1年間の前向き研究によって、足趾把持力の低下が転倒を引き起こす重大な要因となることを検証した。

また、足趾把持力は老化に加えて疾患に罹患することで、筋力低下が加速することが推察される。そこで第7章では、典型的な症状が認められる変形性膝関節症患者とパーキンソン病患者を対象に検討した。その結果、変形性膝関節症患者とパーキンソン病患者の足趾把持力は、障害のない高齢者と比べてともに低下が著しいことが明らかとなった。また、ともに足趾把持力が立位バランスや歩行時の姿勢制御に重要な役割を果たしていることが示された。これらのことから、変形性膝関節症患者やパーキンソン病患者の転倒予防には、疾患特有の症状に対するアプローチのみならず、足趾把持力を高めるトレーニングを行う必要性が示唆された。

第3節　足趾把持力を効果的に改善させる方法に関する総合考察

　第7章までの研究によって、足趾把持力の重要性、とくに高齢者の立位での姿勢制御や転倒予防に果たす役割が確認され、足趾把持力をトレーニングする意義が示された。第8章では、効果的な足趾把持力トレーニングの方法について、虚弱高齢者を対象に検討した。第3章において、足趾把持力の影響因子について検討したところ、足趾柔軟性、足部アーチ高率、体重の3項目が抽出された。なかでも、足趾柔軟性が足趾把持力への影響度が最も大きかったことから、ゴルフボールを用いた足趾・足底の柔軟性トレーニングを取り入れた。その他、抵抗負荷量を調整しながらタオルギャザーを行ったところ、3ヶ月間の介入によって足趾把持力と片足立ち保持時間が有意に改善し、転倒発生率も介入前と比較して有意に減少した。さらに、タオルギャザーのみの足趾把持力トレーニングよりも、足浴と足趾・足部周囲筋のストレッチングを行うフットケアを併用した方が、より効果が高まることをランダム化比較試験によって検証した。

　これらのことから、ホームエクササイズとして足趾把持力トレーニングを指導する場合は、タオルギャザーエクササイズの前にゴルフボールを用いた柔軟性トレーニングを指導し、セラピストがトレーニングする場合はフットケアを併用する方がより効果的であることが実証された。

　ただし、効果的なトレーニング法であっても継続して実施することは難しい。そこで第9章では、「足趾把持機能を高めるシューズ（足趾把持シューズ）」を開発し、その効果を検証した。足趾把持シューズは、立位バランスを高める他、「浮き趾」や「下肢のむくみ」にも改善効果を示すことが明らかとなった。特別なトレーニングを行うことなく足趾把持機能や浮き趾が改善し、下肢のむくみの抑制効果が認められたことから、足趾把持シューズは容易に健康行動を継続しやすい効果的な健康用具となり得ると考えられた。さらに、足趾把持シューズの構造的特徴を女性の代表的な靴であるパンプスに応用した。開発パンプスと一般パンプスを交互に履くクロスオーバーデザインによって効果を検証した結果、開発パンプスの下肢のむくみに対する抑制効果が確認された。なお、第9章の4つの研究は、アシックス商事株式会社との共同研究として実施されたが、共同研究者であるアシックス商事の社員は、本研究で得られたデータの解析および分析には一切関わっていない。これらの研究は公正かつ適切に実施され、利益相反に該当しないことは京都橘大学研究倫理委員会で確認されている。

第9章で開発された足趾把持シューズと下肢がむくみ難いパンプスは、それぞれアシックス商事から商品化され、現在発売されている。今後は、これら健康支援シューズを多角的に評価・検証し、研究成果を社会に還元していく必要があろう。

第4節　結　語

　本研究は高齢者の転倒予防、とくに足趾把持力に注目して行った実験および調査研究から、下記の結果が得られた。

1　既製の握力計およびひずみゲージを使用した足趾把持力測定器を開発し、測定値の高い再現性と妥当性が確認された。

2　足趾把持力に影響を及ぼす因子として、足趾柔軟性、足部アーチ高率、体重の3項目が抽出され、なかでも足趾柔軟性が足趾把持力への影響度が最も大きかった。

3　高齢者の足趾把持力は健常成人の約50%に低下し、最大値到達時間は約2倍に延長していた。

4　足趾把持力には性差があり、女性は男性の約60%程度であること、また加齢に伴い70歳代までは直線的に低下するが、80歳代になると急激な低下が認められた。

5　胸椎後彎角が大きい（円背傾向）高齢者は、年齢を調整しても足趾把持力が弱く、立位バランスが低下していた。

6　健常成人および高齢者ともに、足趾把持力が片足立ち能力に最も影響を及ぼす要因であり、開眼片足立ち保持が30秒間可能な高齢者は、転倒し難いことが示唆された。

7　コホート研究により、足趾把持力の弱化が虚弱高齢者の転倒を引き起こす重大な要因となることが確認された。

8　変形性膝関節症患者とパーキンソン病患者の足趾把持力は、障害のない高齢者と比べて低下が著しく、ともに足趾把持力が立位バランスや歩行時の姿勢制御に重要な役割を果たしていることが示された。

9 ホームエクササイズとして足趾把持力トレーニングを指導する場合は、タオルギャザーとゴルフボールを用いた柔軟性トレーニングが有効であり、セラピストがトレーニングする場合は、足趾把持力トレーニングに足浴と足趾・足部周囲筋のストレッチングを行うフットケアを併用すると効果的であることが示された。

10 開発した足趾把持シューズは、特別なトレーニングを行うことなく足趾把持機能や浮き趾を改善させ、下肢のむくみの抑制効果も認められたことから、容易に健康行動を継続しやすい効果的な健康用具であることが示唆された。

11 足趾把持シューズの構造的特徴を応用して開発されたパンプスは、下肢のむくみに効果的であることが示された。

などの臨床的意義が示された。

文　献

Amodio P, Wenin H, Del Piccolo F, et al.: Variability of trail making test, symbol digit test and line trait test in normal people. A normative study taking into account age-dependent decline and sociobiological variables. Aging Clin Exp Res, 2002, 14(2): 117-131.

Andrews AW, Thomas MW, Bohannon RW: Normative values for isometric muscle force measurements obtained with hand-held dynamometers. Phys Ther, 1996, 76(3): 248-259.

Anderson JJ, Felson DT: Factors association with osteoarthritis of the knee in the first national health and nutrition examination survey (HANESI). Am J Epidemiol, 1988, 128(1):179-189.

Andriacchi TP, Andersson GB, Fermier RW, et al.: A study of lower-limb mechanics during stair-climbing. J Bone Joint Surg Am, 1980, 62(5): 749-757.

Araki T, Masuda T, Jinno T, et al.: Incidence of floating toe and its association with the physique and foot morphology of Japanese children. J Phys Ther Sci, 2015, 27(10): 3159-3162.

Arfken CL, Lach HW, Birge SJ, et al.: The prevalence and correlates of fear of falling in elderly persons living in the community. Am J Public Health, 1994, 84(4): 565-570.

浅井　仁, 奈良　勲, 立野勝彦・他：立位姿勢保持における足指の作用に関する研究. 理学療法ジャーナル, 1989, 23(2)：137-141.

浅井　仁, 奈良　勲, 立野勝彦・他：極低温空気による足底冷却が安静時立位姿勢調節および有効支持基底面の広さに及ぼす影響. 理学療法学, 1991, 18(1)：19-25.

足と靴と健康協議会：シューフィッター（プライマリー）養成講座テキスト第8版. 足と靴と健康協議会, 東京, 2004, 7章p6.

阿部真典, 阿部　薫, 菊地義浩・他：浮き趾者における足底挿板の有用性の検討. 靴の医学, 2012, 25(2)：14-18.

阿部真典：外側縦アーチパッドが足趾に及ぼす効果. 新潟医療福祉会誌, 2015, 15(2)：2-7.

新井智之, 藤田博曉, 細井俊希・他：地域在住高齢者における足趾把持力の年齢, 性別および運動機能との関連. 理学療法学, 2011, 38(7)：489-496.

安部　孝：生理学的見地からみたストレッチングの効果. 日本体育学会, 1983, 34回大会号：306.

網本　和：標準理学療法学専門分野物理療法. 医学書院, 東京, 2003, 87-95.

安藤正明：農村部における高齢者の腰痛と姿勢. 別冊整形外科, 1998, 12：14-17.

Benvenuti F, Ferrucci L, Guralnik JM, et al.: Foot pain and disability in older persons : an epidemiologic survey. J Am Geriatr Soc, 1995, 43(5): 479-484.

Bohannon RW: Reference values for extremity muscle strength obtained by hand-held dynamometry from adults aged 20 to 79 years. Arch Phys Med Rehabil, 1997, 78(1): 26-32.

Brookhart JM , Mountcastle VB : The nervous system, In: HandBook of Physiology. Adrian-Smith I (Ed.), American Physiological Society , Bethesda , Maryland , 1984.

馬場八千代, 有次智子, 田口直彦・他：足指・足底把握能と姿勢制御との関連. 理学療法学, 2000, 27(Suppl.2)：156.

Campbell AJ, Robertson MC, Gardner MM, et al.: Randomised controlled trial of a general practice programme of home based exercise to prevent falls in elderly women. BMJ, 1997, 315(7115): 1065-1069.

Chandler TJ, Kibler WB, Uhl TL, et al.: Flexibility comparisons of junior elite tennis players to other athletes. Am J Sports Med, 1990, 18(2): 134- 136.

Daubney ME, Culham EG: Lower-extremity muscle force and balance performance in adults aged 65 years and older. Phys Ther, 1999, 79(12): 1177-1185.

de Rekeneire N, Visser M, Peila R, et al. : Is a fall just a fall: correlates of falling in healthy older persons. The Health, Aging and Body Composition Study. J Am Geriatr Soc, 2003, 51(6): 841-846.

Dishman RK, Sallis JF, Orenstein DR: The determinants and interventions for physical activity and exercise. Public Health Rep, 1985, 100(2): 158-171.

Drusini AG, Eleazer GP, Caiazzo M, et al.: One-leg standing balance and functional status in an elderly community-dwelling population in northeast Italy. Aging Clin Exp Res, 2002, 14(1): 42-46.

Duncan PW, Weiner DK, Chandler J, et al.: Functional reach: a new clinical measure of balance. J Gerontol, 1990, 45(6): 192-197.

土井眞里亜, 浦辺幸夫, 山中悠紀・他：静的および動的ストレッチング後に生じる足関節可動域と筋力の経時的変化. 理学療法科学, 2010, 25(5)：785-789.

Elble RJ: Changes in gait with normal aging, In: Gait disorders of aging: Falls and therapeutic strategies. Masdeu JC, Sudarsky L, Wolfson L (Eds.), Lippincott- Ravenm, Philadelphia, 1997, 93-105.

江藤文夫：痴呆, リハビリテーションにおける評価Ver.2. 米本恭三, 岩谷　力, 石神重信・他（編）, Clinical Rehabilitation 別冊, 医歯薬出版, 東京, 2000, 115-121.

江藤真紀, 久保田　新：在宅健常高齢者の転倒に影響する身体的要因と心理的要因. 日本看

護研究学会雑誌, 2000, 23(4)：43-58.

遠藤　恵, 新谷和文, 梅原健一・他：入院脳卒中片麻痺患者の転倒実態と関連要因に関する研究. 群馬大学医学部保健学科紀要, 1998, 18：61- 65.

Folstein MF, Folstein SE, McHugh PR: "Mini-Mental State". A practical method for grading the cognitive state for the clinician. J Psychiatr Rse, 1975, 12(3): 189-198.

福田　泉, 小林量作：若年健常者に対する足把持筋力トレーニングの効果. 理学療法学, 2008, 35 (5)：261-266.

福本貴彦, 瓜谷大輔, 前岡　浩・他：足指筋力測定器の開発. 畿央大学紀要, 2011, 13：31-35.

福山勝彦, 小山内正博, 二瓶隆一：扁平足例の重心移動能力. 理学療法学, 2002, 29(5)：282.

福山勝彦, 小山内正博, 丸山仁司：成人における足趾接地の実態と浮き趾例の足趾機能. 理学療法科学, 2009, 24(5)：683-687.

藤田博暁：老人の姿勢および転倒. 理学療法科学, 1995, 10(3)：141-147.

藤田博暁, 土田典子, 荒畑和美・他：高齢者の大腿骨頸部骨折患者に対する理学療法. 理学療法科学, 2002, 17(3)：149-156.

藤原勝夫, 池上晴夫, 岡田守彦・他：立位姿勢の安定性における年齢および下肢筋力の関与. 人類学雑誌, 1982, 90(4)：385-400.

Gallagher JC, Melton LJ, Riggs BL, et al.: Epidemiology of the proximal femur in Rochester, Minnesota. Clin Orthop Relat Res, 1980, 150: 163-171.

Gehlsen GM , Whaley MH: Falls in the elderly: part2. Balance, strength, and flexibility. Arch Phys Med Rehabil, 1990, 71(10): 739-741.

Gibson MJ: Falls in later life, Improving the Health of Older People：A World View. Kane RL, Evans JG, MacFadyen D (Ed.), Oxford University Press, New York, 1990, 296-315.

Grimby G, Danneskiold SB, Hvid K, et al.: Morphology and enzymatic capacity in arm and leg muscles in 78-81 year old men and women. Acta Physiol Scand, 1982, 115(1): 125-134.

Goldberg ME, Bruce CJ: Cerebral cortical activity associated with the orientation of visual attention in the rhesus monkey. Vision Research, 1985, 25(3): 471-481.

Goto K, Honda M, Kobayashi T, et al.: Heat stress facilitates the recovery of atrophied soleus muscle in rat. Jpn J Physiol, 2004, 54(3): 285-293.

Covinsky KE, Kahana E, Kahana B, et al.: History and mobility exam index to identify community- dwelling elderly persons at risk of falling. J Gerontol, 2001, 56(4): 253-259.

Haga H, Shibata H, Shichita K, et al.: Falls in the institutionalized elderly in Japan. Arch Gerontol Geriatr , 1986, 5(1): 1-9.

Helen JH, Jacqueline M(著), 津山直一(訳)：新・徒手筋力検査法 第6版. 協同医書出版社, 東京, 1996.

Heilbronner RL, Henry GK, Buck P, et al.: Lateralized brain damage and performance on trail making A and B, Digit Span Forward and Backward, and TPT Memory and Location. Arch Clin Neuropsychol, 1991, 6(4): 251-258.

Helfand AE: Foot impairment-an etiologic factor in falls in the aged. J of American Podiatry Association, 1966, 56(7): 326-330.

Hogan DB: Idiopathic gait disorder of the elderly. Clin Relabil, 1987, 1(1): 17-22.

Holand J, Walker E, Levin WC, et al.: Fear of falling among the community-dwelling elderly. J Aging Health, 1993, 5(2):229-243.

Hornbrook MC, Stevens VJ, Wingfield DJ, et al.: Preventing falls among community-dwelling older persons: results from a randomized trial. Gerontologist, 1994, 34(1): 16-23.

芳賀 博, 安村誠司, 新野直明・他：在宅老人の転倒に関する調査法の検討. 日本公衆衛生雑誌, 1996, 43(11)：983- 988.

馬場八千代, 有次智子, 田口直彦・他：足指・足底把握能と姿勢制御との関連. 理学療法学, 2000, 27(suppl.2)：156.

橋本貴幸, 林 典雄, 鵜飼建志：足部内在屈筋力が歩幅に及ぼす影響について. 理学療法学, 2000, 27：336.

橋本貴幸, 林 典雄, 鵜飼建志・他：足部内在屈筋力と足底挿板の適応について. 理学療法学, 2001, 28：198.

長谷川正哉, 金井秀作, 島谷康司・他：高齢者にみられる浮き趾と足趾運動機能および姿勢制御能力について. 理学療法の臨床と研究, 2013, 22：15-19.

波多野義郎：立位体前屈から長座体前屈へ. 体育の科学, 1997, 47(11)：884-888.

畑山知子, 熊谷秋三：高齢者の転倒と身体的・精神的要因との関連. 健康科学, 2004, 26：21-30.

八谷瑞紀, 村田 伸, 熊野 亘・他：パーキンソン病患者における虚弱高齢者用10秒椅子立ち上がりテスト(Frail CS-10)とADLとの関連. ヘルスプロモーション理学療法研究, 2011, 1(1)：57-60.

浜島信之：無作為割付臨床試験. 癌と化学療法社, 東京, 1994, 84-95.

濱田 薫, 町田英一, 久世泰雄：パンプスを履いた際の痛みの調査. 靴の医学, 2016, 29(2)：17-20.

浜西千秋：「運動器の10年」世界運動−運動器疾患治療と医療経済的損失. 理学療法, 2004, 21(9)：1140-1146.

文　献

林　典雄, 橋本貴幸, 鵜飼建志：フットプリント上での異常所見と足部内在屈筋力との関係について. 理学療法学, 2000, 27(suppl.2)：344.

林　泰史：高齢者の転倒防止. 日本老年医学会雑誌, 2007, 44(5)：591-594.

原田碩三：幼児の1980年と2000年の足について. 靴の医学, 2002, 15(2)：14-18.

半田幸子, 堀内邦雄, 青木和夫・他：足趾把握筋力の測定と立位姿勢調整に及ぼす影響の研究. 人間工学, 2004, 40(3)：139-147.

姫野稔子, 三重野英子, 末弘理恵・他：在宅後期高齢者の転倒予防に向けたフットケアに関する基礎的研究 - 足部の形態・機能と転倒経験および立位バランスとの関連. 日本看護研究学会雑誌, 2004, 27(4)：75-84.

平澤有里, 長谷川輝美, 山田純生・他：健常成人における等尺性膝伸展筋力. 理学療法学, 2002, 29(suppl.2)：342.

平野康之, 藤田佳男, 鈴木浩子・他：デイサービス利用高齢者の運動能力に関する自己認識と転倒の関連について. 理学療法科学, 2010, 25(5)：705-710.

堀本ゆかり, 丸山仁司：健常成人における足底圧中心軌跡の特徴. 理学療法科学, 2010, 25(5)：687-691.

本田哲三：注意障害と記憶障害の評価法, 高次脳機能障害のリハビリテーション. Clinical Rehabilitation 別冊, 医歯薬出版, 東京, 1995, 129-134.

飯島　節：加齢に伴う変化・運動機能, 老年学. 大内尉義（編）, 医学書院, 東京, 2001, 19-22.

飯田智之, 宮川　健, 枝松千尋・他：歩行速度の違いがApproximate Entropyを用いた歩行中の頭部動揺周期の規則性に及ぼす影響. 体力科学, 2007, 56(5)：481-487.

池上晴夫："運動処方の実際". 大修館書店, 東京, 1999, 210-212.

石井清一, 平澤泰介（監）：標準整形外科学　第8版. 医学書院, 東京, 2002, 528-564.

石川正晃：大腿骨頚部骨折の疫学. Journal of Clinical Rehabilitation, 1993, 2(9)：701-706.

石橋英明, 藤田博暁, 細井俊希・他：ロコモティブシンドロームの実証データの蓄積：高齢者におけるロコモーションチェックの運動機能予見性およびロコモーショントレーニングの運動機能増強効果の検証. 運動器リハビリテーション, 2013, 24(1)：77-81.

板場英行：ストレッチングをめぐる現状と課題. 理学療法, 2004, 21(12)：1439-1447.

市川政雄, 山路義生, 丸井英二：在宅高齢者の転倒経験とその発生状況. 看護実践の科学, 2003, 28(1)：68-72.

伊東　元, 長崎　浩, 丸山仁司・他：健常老年者における最大歩行速度低下の決定因 - 重心動揺と歩行率の関係. 理学療法学, 1990, 17(2)：123-125.

伊東　元, 橋詰　謙, 齋藤　宏・他：大腿四頭筋機能と歩行能力の関係. 日本リハビリテーション医学会誌, 1985, 22(3)：164-165.

猪飼哲夫, 辰濃 尚, 宮野佐年：歩行能力とバランス機能の関係. リハビリテーション医学, 2006, 43(12)：828-833.

井原秀俊：関節トレーニング－[改訂第2版]神経運動器協調訓練. 協同医書出版社, 東京, 1996, 91-92.

井原秀俊：関節トレーニング－[改訂第2版]神経運動器協調訓練. 協同医書出版社, 東京, 1996, 95-97.

井原秀俊, 石橋敏郎：変形性膝関節症に対する神経運動器協調訓練の意義. MEDICAL REHABILITATION, 2006, 63：23-29.

今岡 薫, 村瀬 仁, 福原美穂：重心動揺検査における健常者データの集計. Equilibrium Research(Suppl.12), 1997, 56：1-84.

岩月宏泰, 生田泰敏, 岩月順子：不安定板による姿勢調整の評価. 東北理学療法学, 2001, 13：19-23.

Johnston RC, Smidt GL: Hip motion measurements for selected activities of daily living. Clin Orthop, 1970, 72: 205-215.

城 眞理子, 杉本弘子：婦人靴の着用に関する実態調査. 日本衣服学会誌, 1996, 39(2)：113-121.

Kato T, Watanabe S：The etiology of hallux valgus in Japan. Clin Orthop Relat Res, 1981, 157: 78-81.

Kitay G, Koren M, Helfet DL, et al.: Efficacy of combined local mechanical vibrations, continuous passive motion and thermotherapy in the management of osteoarthritis of the knee. Osteoarthritis Cartilage, 2009, 17(10): 1269-1274.

Koski K, Luukinen H, Laippala P, et al.: Physiological factors and medications as predictors of injurious falls by elderly people: a prospective population-based study. Age Agaeing, 1996, 25(1): 29-38.

鹿子木和寛, 飯盛光葉, 末田加奈・他：女子看護大学生の足型の実態. 形態・機能, 2006, 4(2)：53-60.

笠原美千代, 山崎裕司, 青木詩子・他：高齢者における片脚立位時間と膝伸展筋力の関係. 体力科学, 2001, 50(3)：369-374.

笠原美千代, 山崎裕司, 平木孝治・他：片脚立位時間と下肢筋力の関係. 理学療法学, 1998, 25(Suppl.2)：142.

鹿島晴雄, 半田貴士, 加藤元一郎・他：注意障害と前頭葉損傷. 神経研究の進歩, 1986, 30(5)：847-858.

粕川雄司, 宮腰尚久, 石川慶紀・他：骨粗鬆症患者における脊柱可動性, 重心動揺および筋力の差異が転倒に及ぼす影響. Geriatric Medicine, 2006, 44(2)：211-214.

片平清昭：立位姿勢における身体動揺と足底部位圧．姿勢研究，1987，7：7-12．

加藤元一郎：注意障害－臨床的理解とリハビリテーション，高次脳機能障害とリハビリテーション．江藤文夫，原　寛美，板東充秋（編），Clinical Rehabilitation 別冊，医歯薬出版，東京，1995，24-29．

加藤元一郎：注意の概念－その機能と構造．理学療法ジャーナル，2003，37(12)：1023-1028．

加藤宗規，山崎裕司，柊　幸伸・他：ハンドヘルドダイナモメーターによる等尺性膝伸展筋力の測定－固定ベルトの使用が検者間再現性に与える影響．総合リハビリテーション，2001，29(11)：1047-1050．

金子　諒，藤澤真平，佐々木　誠：足趾把持筋力トレーニングが最大速度歩行時の床反力に及ぼす影響．理学療法科学，2009，24(3)：411-416．

加辺憲人，黒澤和生，西田祐介・他：足趾が動的姿勢制御に果たす役割に関する研究．理学療法科学，2002，17(3)：199-204．

川村秀哉，杉岡洋一，廣田良夫・他：変形性膝関節症の疫学－患者数推定と患者調査結果の検討．整形外科と災害外科，1995，44(1)：12-15．

木藤伸宏，井原秀俊，三輪　恵・他：高齢者の転倒予防としての足指トレーニングの効果．理学療法学，2001，28(7)：313-319．

木藤伸宏，阿南雅也，城内若菜・他：変形性膝関節症に対する姿勢・動作の臨床的視点と理学療法．理学療法ジャーナル，2006，40(3)：193-203．

工藤うみ，工藤せい子，冨澤登志子・他：足浴における洗い・簡易マッサージの有効性．日本看護研究学会雑誌，2006，29(4)：89-95．

桑原洋一，斉藤俊弘，稲垣義明：検者内および検者間の Reliability（再現性，信頼性の検討．呼吸と循環，1993，41(10)：945-952．

厚生労働省：平成 20 年（2008）患者調査の概況　5 主要な傷病の総患者．http://www.mhlw.go.jp/toukei/saikin/hw/kanja/08/dl/05.pdf（2013 年 3 月 6 日閲覧）．

厚生労働省：平成 28 年簡易生命表の概要―平均寿命の国際比較．http://www.mhlw.go.jp/toukei/saikin/hw/life/life16/dl/life16-04.pdf（2017 年 8 月 1 日閲覧）．

厚生労働省：健康日本 21（第二次），国民の健康の増進の総合的な推進を図るための基本的な方針．http://www.mhlw.go.jp/bunya/kenkou/ dl/ kenkounippon21_01.pdf（2017 年 8 月 7 日閲覧）．

後藤幸弘：歩行・走行の科学―年令・速度条件による筋活動の変化を中心として．繊維製品消費科学会誌，1987，28(4)：143-148．

小林和彦，園山繁樹，伊藤　智：高齢者の「注意」の低下に対する理学療法－転倒予防および ADL 指導における阻害因子としての不注意行動に対する行動分析学的アプローチ．理学療法ジャーナル，2003，37(12)：1059-1065．

小林隆司, 細田昌孝, 峯松　亮・他：高齢者の足趾把握訓練が静的重心動揺に及ぼす影響. 日本災害医学会雑誌, 1999, 49(10)：633-636.

近藤四朗：ひ弱になる日本人の足. 草思社, 東京, 1993, 10-24.

Leiper CI, Craik RL: Relationships between physical activity and temporal-distance characteristics of walking in elderly women. Phys Ther, 1991, 71(11): 791-803.

Lezak MD: Neuropsychological Assessment Third Edition. Oxford University Press, New York, 1995, 381-384.

Locke M, Atkinson BG, Tanguy RM, et al.: Shifts in type I fiber proportion in rat hind limb muscle are accompanied by changes in HSP72 content. Am J Physiol, 1994, 266(5): 1240-1246.

Lord SR, Clark RD, Webster IW: Physiological factors associated with falls in an elderly population. J Am Geriatr Soc, 1991, 39(12): 1194-1200.

Lord SR, Clark RD: Simple physiological and clinical tests for the accurate prediction of falling in older people. Gerontol, 1996, 42(4): 199-203.

Lucht U: A prospective study of accidental falls and resulting injuries in the home among elderly people. Acta Sociomed Scand, 1971, 3(2): 105-120.

Manek NJ, Hart D, Spector TD, et al.: The association of body mass index and osteoarthritis of the knee joint: an examination of genetic and environmental influences. Arthritis Rheum, 2003, 48(4): 1024-1029.

Mannion AF, Knecht K, Balaban G, et al.: A new skin-surface device for measuring the curvature and global and segmental ranges of motion of the spine: reliability of measurements and comparison with data reviewed from the literature. Eur Spine J, 2004, 13(2): 122-136.

Means KM, Rodell DE, O'Sullivan PS, et al.: Rehabilitation of elderly fallers: pilot study of a low to moderate intensity exercise program. Arch Phys Med Rehabil, 1996, 77(10): 1030-1036.

Mutungi G, Ranatunga KW: Temparatur-dependent changes in the viscoelasticity of intact resting mammalian (rat) fast-and slow-twitch muscle fibers. J Physiol, 1998, 508(Pt 1): 253-265.

前田哲男, 森本典夫, 黒瀬富義・他：高齢歩行障害患者が歩行可能な下肢筋力の推定. 運動療法と物理療法, 2000, 11(4)：293-298.

松尾奈々, 村田　伸：利き足の自己認識と簡易決定法の検討. 理学療法学(Suppl.2), 2005, 32(2)：552.

松田晋哉：「運動器の10年」世界運動－高齢者介護問題と運動器疾患. 理学療法, 2004,

21(9)：1135-1139.

松永　喬：ルーチン平衡機能検査. Equilibrium Research, 1986, 45(4)：285-301.

真野行生：高齢者の転倒・転倒後症候群, 高齢者の転倒とその対策. 真野行生（編）, 医歯薬出版, 東京, 1999, 2- 7.

真野行生, 中根理江, 服部一郎：高齢者の歩行と転倒の実態, 高齢者の転倒とその対策. 真野行生（編）, 医歯薬出版, 東京, 1999, 8-13.

真野行生：高齢者の転倒とその対策. 真野行生（編）, 医歯薬出版, 東京, 1999, 40-43.

丸山仁司：老人の評価. 理学療法科学, 1997, 12(3)：141-147.

三浦紗世, 世古俊明, 隈元庸夫：握力計を用いた足趾把持測定法の再現性と妥当性の検討. 理学療法科学, 2016, 31(6)：847-850.

宮谷昌枝, 東　香寿美, 久野信譜・他：肢体筋量における年齢差, 高齢者の生活機能増進法. NAP, 東京, 2000, 304-306.

武藤芳照, 黒柳律雄, 上野勝則・他：転倒予防教室, 転倒予防への医学的対応. 日本医事新報社, 東京, 2000, 46-53.

村田　伸, 吉村　修, 児玉隆之・他：高齢者の転倒と骨折について（環境的要因の調査報告）. 理学療法福岡, 1996, 9：16-18.

村田　伸, 忽那龍雄：足把持力測定の試み－測定器の作成と測定値の再現性の検討. 理学療法科学, 2002, 17(4)：243- 247.

村田　伸, 忽那龍雄：在宅障害高齢者の足把持能力と転倒との関連性. 国立大学理学療法士学会誌, 2003, 24：8-13.

村田　伸, 忽那龍雄：足把持力に影響を及ぼす因子と足把持力の予測. 理学療法科学, 2003, 18(4)：207-212.

村田　伸, 忽那龍雄：在宅障害高齢者に対する転倒予防対策－足把持力トレーニング. 日本在宅ケア学会誌, 2004, 7(2)：67-74.

村田　伸：開眼片足立ち位での重心動揺と足部機能との関連－健常女性を対象とした検討. 理学療法科学, 2004, 19(3)：245-249.

村田　伸, 津田　彰, 稲谷ふみ枝・他：在宅障害高齢者の転倒に影響を及ぼす身体および認知的要因. 理学療法学, 2005, 32(2)：88-95.

村田　伸, 熊谷秋三, 津田　彰：足部柔軟性の再現性と妥当性に関する研究－健常成人と障害高齢者における検討. 健康科学, 2005, 27：49-55.

村田　伸, 津田　彰, 中原弘量：音楽聴取と精神作業負荷が重心動揺に及ぼす影響. 理学療法科学, 2005, 20(3)：213-217.

村田　伸, 津田　彰：在宅障害高齢者の転倒とQOLとの関連. 健康支援, 2005, 7(2)：141-148.

村田　伸, 甲斐義浩, 田中真一・他：ひずみゲージを用いた足把持力測定器の開発. 理学療法科学, 2006, 21(4)：363-367.

村田　伸, 津田　彰：在宅障害高齢者の身体機能・認知機能と転倒発生要因に関する前向き研究. 理学療法学, 2006, 33(3)：97-104.

村田　伸, 甲斐義浩, 溝田勝彦・他：地域在住高齢者の開眼片足立ち保持時間と身体機能との関連. 理学療法科学, 2006, 21(4)：437-440.

村田　伸, 大山美智江, 大田尾浩・他：地域在住高齢者の身体・認知・心理機能に関する研究－前期高齢者と後期高齢者の比較. 健康支援, 2007, 9(2)：110-118.

村田　伸, 甲斐義浩, 田中真一・他：健常成人と高齢者における足把持機能の比較. 理学療法科学, 2007, 22(3)：341-344.

村田　伸, 大田尾浩, 村田　潤：虚弱高齢者における Timed Up and Go Test, 歩行速度, 下肢機能との関連. 理学療法科学, 2010, 25(4)：513-516.

村田　伸, 安彦鉄平, 中野英樹・他：足趾把持機能を高めるインソール（靴の中敷き）の開発. ヘルスプロモーション理学療法研究, 2016, 6(3)：129-133.

村田　伸, 安彦鉄平, 中野英樹・他：浮き趾と足趾機能ならびに静的・動的バランスとの関係. ヘルスプロモーション理学療法研究, 2017, 6(4)：165-169.

村田　伸, 安彦鉄平, 中野英樹・他：中高年女性の下肢むくみに対する足趾把持機能向上インソールの介入効果. 保健の科学, 2017, 59(7)：497-502.

村田　伸, 安彦鉄平, 中野英樹・他：浮き趾に対する足趾把持機能向上インソールの介入効果. 総合リハビリテーション, 2018, 46(2)：169-174.

村田健児, 金村尚彦, 国分貴徳・他：ラット棘上筋腱の加齢変化と運動が血管内皮細胞増殖因子に与える影響. 理学療法－臨床・研究・教育, 2014, 21 (1)：12-15.

元重悠子, 倉田信子：履物の種類による静的・動的重心動揺の相違に関する基礎的研究. 日本看護医療学会雑誌, 2011, 13(1)：42-49.

望月和憲, 中島育昌：骨粗鬆症と転倒, とくに下肢筋力との関係. 骨・関節・靱帯, 1994, 7(2)：221-230.

諸橋　勇：高齢者の柔軟性と理学療法. 理学療法, 1999, 16(9)：718-724.

森　悦朗：神経疾患患者における日本語版 Mini-Mental State テストの有用性. 神経心理学, 1985, 1(2)：82-92.

森　由紀, 大森敏江, 木岡悦子：足圧分布および筋電図解析からみた流行靴の問題点. 日本家政学会誌, 2001, 52(5)：411-420.

文部科学省スポーツ・青少年局：体力・運動能力調査報告書. 文部科学省スポーツ・青少年局, 2002, 43.

Nagasaki H, Itoh H, Furuna T: A physical fitness model of older adults. Aging, 1995, 7(5):

392-397.

内閣府：平成29年度版高齢社会白書　第1章. http://www8.cao.go.jp/ kourei/whitepaper / w-2017/zenbun/pdf/1s1s_01.pdf（2017年8月7日閲覧）.

中島美穂, 竜野由子, 生駒恵理子・他：認知症患者に対する転倒予防を目的とした足趾マッサージの効果－足・歩行状態の変化を中心に. 長野県看護研究学会論文集, 2016, 36：1-3.

中島　彩, 村田　伸, 飯田康平・他：ヒールの高さの違いが歩行パラメータと下肢筋活動に及ぼす影響. ヘルスプロモーション理学療法研究, 2016, 6(3)：133-137.

中橋美智子, 石川　薫, 田村あゆみ：接地足蹠に関する研究－青年期・壮年期・老年期の比較検討. 東京学芸大学紀要 第6部門 産業技術・家政, 1989, 41：35-44.

奈良　勲, 大内尉義, 黒澤美枝子・他：老年学. 医学書院, 東京, 2001, 19-20.

中村隆一：臨床運動学　第3版. 医歯薬出版, 東京, 2003, 250-313.

中山彰一, 井原秀俊：足関節・足部障害の病態生理と理学療法. 理学療法ジャーナル, 1990, 24(11)：748-753.

新野直明, 福川康之：転倒予防. 総合リハビリテーション, 2006, 34(11)：1035-1039.

新野直明：高齢者の転倒予防に関する全国調査. 日本未病システム学会雑誌, 2004, 10(1)：94-96.

西島智子, 小山理恵子, 内藤郁奈・他：高齢患者における等尺性膝伸展筋力と歩行能力との関係. 理学療法科学, 2004, 19(2)：95-99.

日本整形外科学会身体障害委員会, 日本リハビリテーション医学会評価基準委員会：関節可動域表示ならびに測定法. リハビリテーション医学, 1974, 11(2)：127-132.

日本リハビリテーション医学会評価基準委員会（平成7年4月改正）：関節可動域表示ならびに測定法. リハビリテーション医学, 1995, 32(4)：208-217.

Overstall PW, Exton-Smith AN, Imms FJ, et al.: Falls in the elderly related to postural imbalance. Br Med J, 1977, 1: 261-264.

大内尉義：加齢と老化, 老年学. 奈良勲（編）, 医学書院, 東京, 2001, 19-23.

大杉紘徳, 本塚貴裕, 佐久間　崇・他：足底への感覚刺激が足底感覚および足趾把持力に及ぼす影響. ヘルスプロモーション理学療法研究, 2013, 3(3)：129-133.

大橋俊夫：むくみの生理—バッキンガム宮殿の近衛兵が一定時間ごとに行進するわけ. 日本生理学会雑誌, 2007, 69(3)：102-107.

大平雅子, 戸田雅裕, 田　麗・他：太極拳が精神的・身体的健康度に及ぼす効果. 日本衛生学雑誌, 2010, 65(4)：500-505.

大渕修一：介護予防と運動療法. 総合リハビリテーション, 2006, 34(1)：33-40.

大森圭貢, 横山仁志, 青木詩子・他：高齢患者における等尺性膝伸展筋力と立ち上がり能力

の関連. 理学療法学, 2004, 31(2)：106-112.

大山美智江, 豊田謙二：「住民が創る健康・福祉のまち／ほうじょう」再生計画（事業報告）.
　　福岡県立大学付属研究所生涯福祉研究センター研究報告叢書, 2007, 28：1-41.

岡田修一：加齢と平衡機能. 理学療法, 1996, 13(3)：183-188.

岡田康宏, 永谷典子, 大高香織・他：健常高齢者の立位姿勢と歩行能力との関連について.
　　運動療法と物理療法, 2000, 11(2)：118-124.

岡田洋平, 福本貴彦, 前岡　浩・他：疾患の進行に伴うパーキンソン患者の足趾把持力低下.
　　理学療法学, 2010, 37(6)：391-396.

岡村絹代：運動習慣のある高齢者の足の形態とフットケアの現状. 愛媛県立医療技術大学紀
　　要, 2014, 11：15-22.

沖田　実, 中居和代, 片岡英樹・他：廃用性筋萎縮の予防としての温熱負荷の影響に関する
　　研究. 理学療法学, 2004, 31(1)：63-69.

奥住秀之, 古名丈人, 西澤　哲・他：静的平衡機能と筋力との関連－高齢者を対象とした検討.
　　Equilibrium Research, 2000, 59(6)：574-578.

尾花正義：脳卒中患者の転倒. 総合リハビリテーション, 1997, 25(10)：1199-1205.

Pang MY, Mak MK: Muscle strength is significantly associated with hip bone mineral
　　density in women with Parkinson's disease: a cross-sectional study. J Rehabil Med,
　　2009, 41(4): 223-230.

Ratliffe KT, Alba BM, Hallum A, et al.: Effects of approximation on postural sway in
　　healthy subjects. Phys Ther, 1987, 67(4): 502-506.

Ring C, Nayak L, Isaacs B: Balance function in elderly people who have and who have not
　　fallen. Arch Phys Med Rehabil, 1988, 69(4): 261-264.

Ringsberg K, Gerdhem P, Johansson J, et al.: Is there a relationship between balance, gait
　　performance and muscular strength in 75-year-old women? Age Ageing, 1999, 28(3):
　　289-293.

Rubenstein LZ, Josephson KR: The epidemiology of falls and syncope. Clin Geriat Med,
　　2002, 18(2): 141-158.

李　英淑, 大野静枝, 福田明子・他：成人女子下腿部の表面積ならびに容積の季節, 性周期,
　　日内の変化について. 日本家政学会誌, 1987, 38(3)：205-212.

Saxon SV（著）, 福井国彦（監訳）：高齢者のQOLプログラム. 医歯薬出版, 東京, 1999, 3-5.

Sinaki M, Brey RH, Hughes CA, et al.: Significant reduction in risk of falls and back pain
　　in osteoporotic-kyphotic women through a Spinal Proprioceptive Extension Exercise
　　Dynamic (SPEED) program. Mayo Clin Proc, 2005, 80(7): 849-855.

Soma M, Murata S, Kai Y, et al.: The activities of the muscles around the ankle joint during foot-gripping are affected by the angle of the ankle. J Phys Ther Sci, 2013, 25(12): 1625-1627.

Soma M, Murata S, Kai Y, et al.: Activity of the femoral muscles during toe-gripping action. J Phys Ther Sci, 2014, 26(10): 1619-1621.

Swinkels A, Bagust J, Swinkels A: Bed-rest and Plaster of Paris Leg Cylinders: Do they alter knee joint proprioception? Physiother, 1995, 81(10): 626-631.

斉藤　宏：神経筋疾患および加齢による筋力低下．理学療法，1985，2(1)：13-22.

斎藤政克，菊池　啓，辻本晴俊：脊椎後彎に対する動的負荷によるバランスの検討．運動療法と物理療法，2005，168(4)：287-292.

坂上　昇：筋力低下の検査・測定－等速性筋力測定器と Hand- Held Dynamometer．理学療法，2003，20(1)：114-123.

坂本直俊，倉　秀治，石井清一・他：靴による障害の実態調査―特に外反母趾に関して（第1報）．靴の医学，1993，7：88-91.

佐々木伸一：姿勢の評価．理学療法ジャーナル，1989，23(4)：251-257.

佐々木理恵子，浦辺幸夫：Star excursion balance test を用いた中高齢者のバランス能力評価．理学療法科学，2009，24(6)：827-831.

佐々木諒平：足趾機能がバランス能力に与える影響について．理学療法－臨床・研究・教育，2010，17：14-17.

塩澤伸一郎，加賀谷善教，三橋成行：関節の障害および不安定性の検査・測定－足関節．理学療法，2003，20(1)：62-73.

篠田規公雄，岩月宏泰，新井祥司・他：転倒による高齢骨折者についての一考察．運動生理，1993，8(2)：91-96.

島田裕之，内山　靖，加倉井周一：21カ月間の縦断研究による虚弱高齢者の転倒頻度と身体機能変化との関係．総合リハビリテーション，2002，30(10)：935-941.

島田裕之：介護予防プログラムと理学療法．理学療法科学，2004，19(2)：141-149.

下田隼人，佐藤春彦，鈴木良和：身体重心の左右変動に基づく歩行の動的安定性評価．理学療法科学，2008，23(1)：55-60.

下堂薗恵，田中信行：関節可動域測定，徒手筋力検査，リハビリテーションにおける評価 Ver.2．米本恭三，石上重信，石田　暉・他（編），Clinical Rehabilitation 別冊，医歯薬出版，東京，2000，57-71.

鈴木重行：ID ストレッチング．三輪書店，東京，1999，16-25.

鈴木淳一，松永　喬，徳増厚二・他：重心動揺検査の Q&A，手引き (1995)．Equilibrium Research, 1996, 55(1)：64-77.

鈴木　誠，村上真一，榊　希・他：脳卒中後遺症患者を対象としたバランステストの開発第

2報－動作遂行能力との関連の検討. 理学療法科学, 2010, 25(6)：873-880.

須藤元喜, 千葉亜弥, 上野加奈子・他：勤労女性における下肢のむくみと疲労に関する研究
　―アンケート調査および心理計測から. 女性心身医学, 2010, 15(1)：175-182.

須藤元喜, 千葉亜弥, 上野加奈子・他：下肢のむくみと筋疲労の関連. 日本生理人類学会誌,
　2010, 15(3)：21-26.

相馬正之, 五十嵐健文, 工藤　渉・他：若年者における足指把持力と歩行能力の関係について.
　東北理学療法学, 2012, 24：54-58.

曽根由美恵, 石井慎一郎, 中島雅弘：足部の柔軟性が歩行に及ぼす影響. 理学療法学, 1997,
　24(Suppl.2)：445.

Takazawa K, Arisawa K, Honda S, et al.: Lower-extremity muscle forces measured by a
　hand-held dynamometer and the risk of falls among day-care users in Japan: using
　multinomial logistic regression analysis. Disabil Rehabil, 2003, 25(8): 399-404.

Tasaka S, Matsubara K, Nishiguchi S, et al.: Association between floating toe and toe grip
　strength in school age children: a cross-sectional study. J Phys Ther Sci, 2016, 28(8):
　2322-2325.

Tinetti ME, Mendes de Leon CF, Doucette JT, et al.: Fear of falling and fall-related efficacy
　in relationship to functioning among community-living elders. J Gerontol, 1994, 49(3):
　140-147.

Tombaugh TN: Trail Making Test A and B: normative data stratified by age and
　education. Arch Clin Neuropsychol, 2004, 19(2): 203-214.

高井逸史, 宮野道雄, 中井伸夫・他：加齢による姿勢変化と姿勢制御. 日本生理人類学会誌,
　2001, 6(2)：41-46.

竹森節子：平衡機能検査. 理学療法, 1990, 7(3)：173-181.

田中喜代次, 重松良祐：アメリカで実施されている最近の体力テスト. 体育の科学, 1997,
　47(11)：858-863.

田中信行, 堀切　豊, 鄭　忠和・他：温熱療法. 総合リハビリテーション, 1997, 25(8)：721-
　725.

谷　浩明：評価の信頼性. 理学療法科学, 1997, 12(3)：113-120.

種田行男：姿勢調節の加齢変化. 理学療法ジャーナル, 1996, 30(5)：305-310.

辻　綾子, 田中則子：足趾圧迫力と前方リーチ動作時の足圧中心位置の関係. 理学療法科学,
　2007, 22(2)：245-248.

土屋弘吉, 今田　拓：ADLの数量化, 日常生活活動（動作）－評価と訓練の実際　第3版. 医
　歯薬出版, 東京, 1997, 14-17.

恒屋昌一, 臼井永男：健常成人における直立時の足趾接地の実態. 理学療法学, 2006, 33(1)：

30-37.

総務省統計局：人口推計（2013）．http://www.stat.go.jp/data/jinsui/new.htm（2014年5月14日閲覧）.

時田　喬：重心動揺検査，平衡機能検査の実際．日本平衡神経科学会（編），南山堂，東京，1986，126-133.

時田　喬：重心動揺検査－その実際と解釈．アニマ株式会社，1996，1-37.

冨田昌夫：中枢神経障害－成人中枢神経の評価と治療．理学療法学，2001，28(Suppl.3)：16-17.

植松光俊，金子公宥：高齢女性の自由歩行における下肢関節モーメント．理学療法学，1997，24(7)：369-376.

宇佐波政輝，中山彰一，高柳清美：足趾屈筋群の筋力増強が粗大筋力や動的運動に及ぼす影響－足趾把握訓練を用いて．九州スポーツ医・科学会誌，1994，6：81-85.

内田俊彦，藤原和朗，高岡　淳・他：小学校5，6年生の足型計測．靴の医学，2002，15(2)：19-23.

内山　靖，山端るり子，榎本香織・他：平衡機能．理学療法ジャーナル，1998，32(12)：949-959.

内山　靖，島田裕之：高齢者の平衡機能と理学療法．理学療法，1999，16(9)：731-738.

Wallmann HW: Comparison of elderly nonfallers and fallers on performance measures of functional reach, sensory organization, and limits of stability. J Gerontol, 2001, 56(9): 580-583.

Wells A, Matthews G（著），箱田裕司，津田　彰，丹野義彦（監訳）：心理臨床の認知心理学－感情障害の認知モデル．培風館，東京，2002，10-12.

Wells A, Matthews G（著），箱田裕司，津田　彰，丹野義彦（監訳）：心理臨床の認知心理学－感情障害の認知モデル．培風館，東京，2002，19-20.

Woollacott M, Shumway-Cook A: Attention and the control of posture and gait: a review of an emerging area of research. Gait Posture, 2002, 16(1): 1-14.

渡辺丈眞：高齢者転倒の疫学．理学療法，2001，18(9)：841-846.

渡部由香，吉本沙智，片岡英樹・他：温熱負荷方法の違いがラットヒラメ筋の廃用性筋萎縮の進行抑制に及ぼす影響－温水浴と電気熱プレートの比較．理学療法学，2006，33(7)：355-362.

矢作　毅，根本光明，福山勝彦：草履を中心とした浮き趾の治療および腰痛の改善について．靴の医学，2005，18(2)：65-71.

安田直史，村田　伸：要介護高齢者の足趾把持力と足部柔軟性および足部形状との関連．理学療法科学，2010，25(4)：621-624.

安田直史, 村田　伸：要介護高齢者の足趾把持力の向上を目指したフットケアの効果－ランダム化比較試験による検討. ヘルスプロモーション理学療法研究, 2014, 4(2)：55-63.

安村誠司, 芳賀　博, 永井晴美・他：地域の在宅高齢者における転倒発生率と発生状況. 日本公衆衛生雑誌, 1991, 38(9)：735-742.

安村誠司, 柴田　博：東北地方における高齢者の転倒・骨折. 疲労と休養の科学, 1993, 8(1)：19-26.

矢田幸博：むくみの解析と評価. Cosmetic stage, 2012, 6(8)：24-30.

山口光圀, 入谷　誠, 大野範夫・他：片足起立立位時での足指屈筋群の役割について. 運動療法のための運動生理, 1989, 4(2)：65-69.

山口義臣, 鈴木信正：日本人の姿勢. 第2回姿勢シンポジウム論文集, 1977：15-33.

Hogan DB：Idiopathic gait disorder of the elderly. Clin Relabil, 1987, 1(1): 17-22.

山下敏彦：ストレッチングの効果に関する電気生理学的解析. 臨床スポーツ医学, 1987, 4(Suppl)：47-49.

山田　実, 平田総一郎, 小野　玲：変形性股関節症患者はdual-task下での歩行時に体幹動揺が増大する. 理学療法ジャーナル, 2006, 40(11)：933-937.

山本博男, 岡　美成, 清水聡一・他：女性におけるつま先立・ハイヒール着用時の歩容. 金沢大学人間社会域学校教育学類紀要, 2009, (1)：35-39.

湯村良太, 石橋英明, 藤田博曉：地域在住中高年者における転倒歴とロコモ度テストおよび運動機能測定値との関連. 理学療法－臨床・研究・教育, 2016, 23(1)：40-46.

横山茂樹, 高柳公司, 松坂誠鷹・他：足底部感覚情報が立位姿勢調整および歩行運動に及ぼす影響. 理学療法学, 1995, 22(3)：125-128.

吉元洋一：下肢のROMとADL. 理学療法学, 1988, 15(3)：257-261.

吉元洋一, 森重康彦, 千住秀明：理学療法評価法. 神陵文庫, 神戸, 1996, 68-76.

米山美智代, 八塚美樹, 石田陽子・他：大学生の足や爪のトラブルとフットケアに関する実態調査. 富山大学看護学会誌, 2007, 6(2)：27-35.

村田　伸（むらた　しん）

理学療法士、博士（心理学）、修士（看護学）
久留米大学大学院心理学研究科後期博士課程心理学専攻修了
佐賀医科大学大学院医学系研究科修士課程看護学専攻修了
姫路獨協大学医療保健学部准教授、西九州大学リハビリテーション学部教授を
経て、現在、京都橘大学健康科学部教授

高齢者の転倒予防　足趾把持力に関する研究

2018年12月19日発行

著　者　村田　伸
発行所　学術研究出版／ブックウェイ
　　〒670-0933　姫路市平野町62
　　　　TEL.079（222）5372
　　　　FAX.079（244）1482
　　　　https://bookway.jp
印刷所　小野高速印刷株式会社
©Shin Murata, 2018 Printed in Japan
ISBN978-4-86584-377-4

乱丁本・落丁本は送料小社負担でお取り換えいたします。
本書のコピー、スキャン、デジタル化等の無断複製は著作権法上での例外を除き禁じられて
います。本書を代行業者等の第三者に依頼してスキャンやデジタル化することは、たとえ個
人や家庭内の利用でも一切認められておりません。